自律神経を守る 60歳からの正解

小林弘幸

マガジンハウス新書
016

はじめに――「健康長寿」のカギは〝自律神経のバランス〟にあり

「健康寿命」を延ばすためには……？

2000年にWHO（世界保健機関）が〝健康寿命〟を提唱してから、「健康的に生活できる期間を、どのようにして延ばすか」に関心が高まってきています。「病気に悩まされず、健康なまま長生きして、ピンピンコロリで一生をまっとうしたい」と誰もが願っていると思いますが、これがなかなか難しい……。

厚生労働省の「簡易生命表（令和3年）」によると、2021年の日本人の平均寿命は男性が81・47歳、女性が87・57歳。平均寿命（2021年）と健康寿命（2019年）との差は、男性8・73年、女性12・06年でした。

そして、今後この平均寿命が延びるにつれて、健康寿命との差が広がることが懸念されています。そうなると健康問題だけでなく、医療費や介護費の増加で、家計への圧迫も大きな問題となるでしょう。

ひとつ確認です。

皆さんは、「病気ではないこと＝健康」と思っていませんか？

もしそう思っているなら、調子が悪くても、体が重く感じても「病気ではないから、健康」ということになりますね。でもそれは「本当の健康」でしょうか――。

私たちが健康で充実した日々を生きられるかどうかは、病気ではないというだけでなく、体と心が整っていることが重要です。

そして、その「本当の健康」を持続させるためには〝自律神経のバランス〟を整えることが不可欠なのです。

「本当の健康」は、自律神経が与えてくれるギフト

自律神経は、私たちの生命活動の根幹を支える重要なシステムです。感情と密接な関係があり、ふだんの行動やちょっとしたコミュニケーションで、自律神経は簡単に乱れてしまいます。

そして、加齢によっても自律神経の働きは低下していきます。

自律神経には、〝交感神経〟と〝副交感神経〟があります。

交感神経は活動・興奮モードをつかさどる神経で、副交感神経はリラックス・休息モードをつかさどる神経です。

悩みごとやストレスがあると、主に交感神経の働きが高まり、副交感神経の働きが低下します。

さらに、自律神経は血流の調節も行っていて、交感神経の働きが過剰に高まると、血管が収縮し血流が悪くなります。すると、細胞が傷つき内臓の働きが落ちて、疲れやすくなります。血栓もできやすくなり、「心筋梗塞」や「脳梗塞」の発症リスクが

高まります。

脳の血流が低下すると、思考力も落ちてしまいます。あらゆることに冷静に対処できなくなり、心にも大きく影響することがわかっています。

「病は気から」というように、前向きに心穏やかにすることで自律神経のバランスが整い、「本当の健康」につながるのです。

整える習慣が「健康長寿」をつくる

自律神経と密接なかかわりのある「肺」や「腸」も、加齢による自律神経の働きの低下とともにその機能は衰えていきます。とくに60歳を過ぎると、人によってそれらの良し悪しの差が顕著になってきます。

でもご安心ください。本書では、自律神経のバランスを整えるという観点から考案した「呼吸法」や「腸活」を紹介しています。

そのどれも、誰にでも簡単にできるシンプルなことばかり。日常生活のなかに取り入れて実践していただければ、加齢に負けず、肺や腸をベストな状態に整えることができます。

老いを遅らせる食生活や、要介護を遠ざける習慣も、誰もが経験するようなシチュエーションから取り上げています。

たとえば、朝は陽の光を浴びて深呼吸をする。そうすると体内時計がリセットされます。

コップ1杯の水を飲んで、腸の「ぜん動運動」（腸管の口側が収縮し、肛門側が弛《し》緩《かん》して内容物を先へ押し出していく運動）を活発にさせ、しっかり朝食をとることも大切です。

座ってばかりいないで立つ、なるべくエスカレーターなどを使わず階段を使うなど、ちょっとしたことを習慣にするだけで格段に変わります。

また、武道などでよく使われる格言の「心・技・体」ですが、健康長寿の観点から考えてみると、じつは逆。「体・技・心」を心がけることで、自律神経・肺・腸が整います。

これについても、本編で詳しくお話ししていきたいと思います。

「今がいちばん若い！」――それが幸せの処方箋

近年、自分が亡くなったあと残された家族に迷惑がかからないよう、身辺を整理しておく「終活」をする人も増えてきました。

しかし、「終活」もまた自律神経のバランスを崩し、老いを一気に加速させてしまう危険性があります。

人生を逆算して考える「マイナス思考」がよくないからです。「プラス思考」こそ、自律神経を整える秘訣《ひけつ》です。

逆算のマイナス思考を手放して、「今を生きる」ことを心がけてください。

今のあなたは、5年後、10年後のあなたより若くて、健康で、できることがたくさんあります。そのとき、やっておけばよかったと後悔しないように、今やってみるのです。やらない理由ばかり考えていないで、「今がいちばん若い！」と思って生きてみてください。

60代になっても、70代になっても、80代になっても……いくつになっても遅いということはありません。そのためにも土台の体をしっかりつくること。しっかりした土台の上に家を建てるように、しっかりした体をつくり安定した心を築くのです。

それが、幸福な70代、80代への処方箋となるでしょう。

小林弘幸

自律神経を守る60歳からの正解◎目次

はじめに

「健康長寿」のカギは〝自律神経のバランス〟にあり

第1章 「自律神経」「肺」「腸」が老化の分かれ道

第2章 自律神経が整う、「体・技・心」の作法

第3章　最高の体調を引き出す、肺の整え方

第4章　腸内環境を整え、老いを遅らせる食生活

第5章　健康寿命を延ばす、60歳からの新習慣

第1章

「自律神経」「肺」「腸」が老化の分かれ道

まずは、自律神経のバランスを崩さない

日本の多くの会社は60歳で定年退職、私のような病院勤めの医師は65歳で定年を迎えます。強制的に人生の終わりを意識する制度があるせいで、終活を考えたり、「もう年だから」とやりたいことを諦めたり……。

じつは、この思考が自律神経に大きく影響して、老化を進ませることにもつながります。

そもそも**自律神経とは「自分の意思でコントロールできない神経」です。**心臓や内臓を動かしたり、全身に血液をめぐらしたり、生命を維持するために無意識のうちに働いていいます。

自律神経は日中アクティブに活動するための「交感神経」と、睡眠中などに働く「副交感神経」の2種類に分かれています。

健康なときは、それが交互にバランスよく働きます。日中、交感神経が活発に活動しているときは副交感神経がお休みして、夜寝るころには交感神経がお休みして副交感神経が働いてリラックスするわけです。

私たちは30年以上、順天堂大学の研究チームで「自律神経の働きが加齢や健康状態などにどのようにかかわっているか」について調査し続けてきました。

あらゆる年代のデータをもとに研究を重ねた結果、50代を過ぎると多くの人が自律神経のバランスを崩しやすくなり、アンバランスな状態のまま生活するようになることがわかったのです。

自律神経のバランスは、大きく分けて4パターンあります。

①アスリート型……交感神経と副交感神経の働きが、どちらも高い
②ストレス型………交感神経の働きが高く、副交感神経が極端に低い
③のんびり型………交感神経の働きが低く、副交感神経が極端に高い
④おつかれ型………交感神経と副交感神経の働きが、どちらも低い

理想は**①アスリート型**、交感神経と副交感神経が「1対1」または「1対1・2」と、ほぼ同じ割合で高く保たれている状態です。しかし、現代人は常日頃ストレスを抱えて生活している**②ストレス型**の人が圧倒的に多く、私たちの研究でも明らかになっています。

50代以降の人のストレスとは、最初にお話しした定年を迎えることで「終活」を考えるようになることです。それは「人生の終わり」や「死を意識する」といった、これまで感じたことのない多大なストレスになります。そのストレスが交感神経の働きを高め、副交感神経を低下させていくのです。

何もしなければ、自律神経の働きは10年で15%低下!?

副交感神経は60歳になる前から、あるときガクッと急激に低下する時期がありま す。男性は30代、女性は40代から副交感神経の働きが10年で約15パーセントずつ低下していきます。これも私たちの調査研究によってわかったことです。

皆さんもこのくらいの時期から、以前と同じように生活していても無理がきかない体になったり、体の不調を感じるようになったことはありませんか？　私も病院の当直が辛くなったり、体力がガクッと落ちたなあと感じだしたのは、やはり30代くらいからでした。

その原因は、ずばり「ストレス」です。

前述したように、現代人は②**ストレス型**が圧倒的に多く、交感神経の働きが高くなりやすいのが実情です。

これは、交感神経がストレスを受けることで働きを高めるように、太古の昔、私たちの祖先が狩猟生活をおくっていたころから脳にプログラムされているためです。

そのころの人類は、大型の肉食獣に追われながら狩りをして、常に生命の危機に直結する極度のストレスにさらされていました。襲われたら食べられてしまう──待ち受けるのは「死」です。

ですから命の危険を感じたら、すぐさま逃げられるように心身のスイッチを切り替えなくてはなりません。そこで、ストレスを感じたら交感神経が瞬時に働くように、人間の体は進化したのです。

このスイッチの切り替えをわかりやすく車の運転にたとえると、交感神経はアクセル。命の危険を感じたらアクセルを踏みこんで活動的な状態にします。

一方、副交感神経はブレーキ。いつまでもアクセルを踏み続けていたら、心身ともに疲れ切ってしまいます。そこで、適度にブレーキをかけて回復させるのです。

高齢者が終活に向かう考え方も、古代人の生命の危機を脅かされるストレスと同様、死につながるストレスになります。

ストレスによって交感神経の働きが極端に高まることで、無理がきかなくなったり、体調を崩しやすくなるだけでなく、血管を収縮して血圧が上がり、さらには代謝や免疫力の低下を招いて、心臓病や高血圧、ガンなど生活習慣病を進行させることにもつながるのです。

終活を考えることも時には必要ですが、将来のことはあまり意識せず、今を楽しむことを第一に日々をいきいき過ごすようにしてください。

要注意！40歳を過ぎると、誰もが「呼吸」が浅くなる

肺の機能は、40歳を過ぎると急速に衰え始めます。それは、生命を保つために欠かせない肺の大切な働き「呼吸」に影響するということです。

肺の中はどのようになっているかというと、気管支が木の枝のように広がっていて、その先には「肺胞」という0・1ミリほどの小さな袋が数億個ついています。この肺胞のまわりには毛細血管が網の目のように張りめぐらされていて、全身をめぐった血液は、肺胞の中に二酸化炭素を吐き出します。

同時に呼吸によって、肺胞の中に酸素を取り込む「ガス交換」が行われているのです。

また、細菌やウイルスの感染、タバコなどの有害物質が吸い込まれたとき、白血球が体の中への侵入を防ぐ働きをしています。健康なときは白血球が正しく機能して有害物質を攻撃して体外へ排除しますが、絶えず有害な刺激にさらされていると、正常な細胞まで攻撃してしまいます。

このとき肺胞を囲んでいる毛細血管を壊してしまい、血液を通して酸素と二酸化炭素を入れ替える「ガス交換」が行えなくなってしまいます。残念ながら一度壊れた肺胞は、再生することはありません。

筋力の低下も肺機能が衰える原因のひとつです。加齢とともに体のいたるところで筋力は衰えていきますが、肋間筋《ろっかんきん》や横隔膜《おうかくまく》など呼吸にかかわる筋肉「呼吸筋」も低下していきます。

肺のまわりの骨「胸郭」も柔軟性がなくなって硬くなり、呼吸筋を収縮させて呼吸する力が落ちて、十分なガス交換が行われなくなっていきます。

このように、30代では元気に働いていた肺胞も、加齢とともに壊れたり炎症が起きたりすることが増えていきます。壊れてしまった肺胞は二度と働かなくなり、残っている肺胞でなんとか機能しているのです。

しかし、肺のまわりの骨の硬化や筋力の低下などさまざまな老化現象により、たっぷりと酸素を吸うことも、二酸化炭素をしっかり吐き出すことも弱くなり、そしてやがて呼吸そのものが難しくなります。そのため、肺の機能が急激に低下し始める40歳を過ぎると、浅い呼吸になってしまうわけです。

そして60歳を過ぎたら、慢性気管支炎などの慢性閉塞症肺疾患（ＣＯＰＤ）といった肺胞を破壊する病気にも気をつけなくてはいけません。呼吸によって酸素を吸い込むことが難しくなったら、酸素吸入をしながら生活することにもなりかねませんので注意が必要です。

呼吸の大切さは皆さんもご存じだと思います。本書の第３章で「最高の体調を引き出す、肺の整え方」を詳しくお話ししていきます。

おすすめの運動は「ランニング」より「ウォーキング」

年齢を重ねるごとに体力は低下していきます。50代、60代を過ぎてから健康維持のために身体を動かそうと思ったとき、どんな運動をしたらよいでしょうか。

近年は、体ひとつですぐにでも始めることができるランニングが人気を呼んでいます。皇居を1周するランニングコースはランナーにとって一番の人気スポットで、多い日には1万人以上の人が走っています。

しかし、私がおすすめするならランニングよりウォーキングです。筋力アップや運動能力を高めるため、しっかりトレーニングしたい方はランニングを選ばれると思いますが、じつは健康効果が高いのはランニングよりもウォーキングなのです。

運動量の大きいランニングは、呼吸が速く、浅くなります。先ほど肺の機能は20代をピークに40歳を過ぎると急速に衰え始め、呼吸が浅くなるとお話ししましたが、それだけでなく浅い呼吸は副交感神経のレベルも下げてしまうのです。

そもそも副交感神経は、男性は30代、女性は40代から年々低下しています。呼吸が浅くなる運動は、中高年はもとより高齢者にとって、かえって老化を招くことにもなりかねません。

速く走れば走るほど呼吸は浅くなります。短距離走の選手では呼吸が浅いどころか、ほぼ無呼吸に近い状態で走っています。激しく体を動かすスポーツやトレーニングなどもそうですが、速い動きは呼吸が浅くなり、トレーニング中に力が入って呼吸を止めてしまう人も少なくありません。

末梢《まっしょう》血管の血流を測定すると、呼吸が止まった瞬間に低下してしまいます。それは、末梢の細胞や神経に酸素や栄養が十分に行きわたらないということです。血流が完全に止まると、細胞は死んでしまいます。

速く走ったり激しく運動したりすることで呼吸が浅くなっても、完全に血流は止まりませんが、危険な状態まで血流は激減しています。

つまり、呼吸が浅くなってしまう激しい運動は、健康面から考えるとよくないということです。

健康長寿を望むなら、深い呼吸で副交感神経を低下させず、末梢まで酸素や栄養を行きわたらせながら行うウォーキングなどが、体にとってよい運動なのです。

眠れば眠るほど、疲れがとれるわけではない

50代を過ぎたころから眠りが浅くなる人が多くなります。これは、ちょうどその年代から副交感神経がガクッと低下していくことと関係しています。とくに「疲れているのに眠れない」のは、心身が悲鳴をあげているのを伝えるシグナルなのです。

夜中に目が覚めてトイレに起きたり、心配ごとが浮かんで寝つけなかったり、ぐっすり眠れた感覚がなかったり……。これは精神的なストレスで悪い疲れがたまっている状態、いわば「睡眠障害」です。ほぼ100%、ストレスによる自律神経の乱れが原因でしょう。

つまり、自律神経の働きを改善することで、ぐっすり眠れるようになるわけです。

寝不足だからといって、いつもより遅くまで寝ていようとか、休みや予定がないから寝だめしておこうという人は多いと思います。ですが、睡眠時間が長いほど「よく眠れる」というわけではありません。

以前、睡眠と健康に関する調査が、アメリカで約110万人を対象に行われました。その結果、最も死亡率の低い睡眠時間は、6・5〜7・4時間でした。日本でも約11万人を対象とした同様の調査が行われていますが、**7時間前後の睡眠が最適**と報告されています。

最適な睡眠時間には個人差がありますが、各調査結果によると、およそ7時間前後が健康的な睡眠時間だと言えるわけです。

ここで大事なのは、**眠れば眠るほど疲れがとれるわけではない**ということです。長時間眠ると、かえって自律神経のバランスが乱れ、睡眠の質が悪くなるということがくみ取れます。

「ぐっすり眠れた」という感覚が重要なのです。

よく眠れないとお悩みの方は、まずは最適な睡眠時間を見つけることです。

そして眠れない原因は、夜遅くまでテレビやパソコン、スマートフォンなどを見ているせいかもしれません。それらのディスプレイの明かりは、視神経を通じて自律神経を強く刺激します。

眠る3時間前か、最低でも1時間前には自律神経を刺激するものを見ないようにすることで、脳もリラックスして、睡眠の質をよくしてくれます。

交感神経が過剰に高まると、「糖尿病」になりやすい

糖尿病の発症率は、60〜70代にかけて急激に増えていきます。それには、自律神経のバランスが大いに関係しています。

まず、健康とはどういう状態か——。よく聞かれる質問なのですが、私は**「質のよい血液が、身体の細胞のすみずみまで流れている状態＝健康です」**と答えています。

身体にある細胞は、最新の研究によると約37兆個と推測されています。その一つひとつ、すみずみまで栄養や酸素をたっぷり含んだ質のよい血液が流れているのが健康な状態というわけです。

そして、血液を運ぶのは血管です。

体中の血管をすべてつなぎ合わせると、その長さは約10万キロメートル。地球の赤道2周半もの長さだと言われています。そんなにも長い血管に沿って、自律神経は走っています。

血液は酸素や栄養を届けたら、細胞から排出された老廃物や疲労物質を回収して排出させます。血液の流れ（血流）が細胞の状態を決め、その血流をコントロールしているのが自律神経なのです。

交感神経は血管を収縮させ、副交感神経は血管をゆるませる働きを脳と連携しながら行って、生命活動を維持しています。自律神経のバランスが崩れると、血管の働きがうまく行われなくなって血流が滞ったり、血液の質も悪くなります。

実際、自律神経のバランスの悪い人の血液を顕微鏡で見ると、丸いはずの赤血球が変形していたり、くっついたり、壊れたりしていました。

歪《ゆが》んだ形の赤血球は、本来は通れるはずの細い毛細血管をスムーズに通り抜けられなくなり、血液の流れが滞ってしまうのです。酸素を運ぶ赤血球がうまく流れていかないと、細胞に届くはずの酸素が減ってしまうことになります。

交感神経が過剰に働いてしまうと、血管は収縮して細くなります。歪んだ赤血球は血管をうまく通り抜けられず滞り、さらには血管の内壁を傷つけてしまいます。その傷に赤血球や血小板が引っかかって、血栓ができやすくなります。

血栓が大きくなると血管が詰まって血液が流れなくなり、高血圧や動脈硬化、血液を送り出す心臓にも負担がかかって心筋梗塞を発症する危険性もあります。

糖尿病だけでなく、高血圧や高脂血症などの病気も、自律神経のバランスと関係しています。実際に患者さんの自律神経を長年にわたって計測してきたところ、すべての方の交感神経が過剰に優位な状態になっていました。

これらの病気の治療は、投薬と生活習慣の改善になります。ただし、投薬は対症療法にすぎず、大切なのは生活習慣の改善、副交感神経を上げる生活習慣を取り入れることです。自律神経のバランスが整うと、その病状はすんなりと快復していきます。

このように副交感神経が上がると病状がよくなっていったのは、過剰に収縮していた血管がゆるんで広がり、血流が改善されたからです。

そうして、身体の細胞のすみずみまで血液が行きわたる、健康な状態に快復したわけです。

また、50代の10％程度が糖尿病予備軍です。60代、70代ともなると、加速するように副交感神経の働きは低下しています。

交感神経の高まる世代にとって、糖尿病や高血圧、高脂血症も、最大の要因は「交感神経の働きが過剰に高まった状態」ということを念頭においてください。

自律神経のバランスの良し悪しは、なぜかまわりに伝染する

自律神経のバランスがよい人は、その人にとっていいだけでなく、身近にいる人たちにもよい影響を与えています。反対に、自律神経のバランスが悪い人も、本人にとって悪いだけでなく、周囲に悪影響を及ぼしているのです。

とても不思議なことですが、ここから「自律神経のバランスは伝染する」ということが言えます。

私の病院の看護師にも、とても自律神経のバランスのよい女性がいるのですが、彼女がいるかいないかで、院内の雰囲気がまったく別物になるのです。

治療に訪れる患者さんは、痛みや不安、不調を抱えているので、往々にして自律神

経のバランスが乱れています。そのため、病院の待合室は、自律神経の負のスパイラルが起きやすく、どうしてもイライラした空気が漂いやすくなります。

あまりにも忙しいと、医師や看護師も、負のスパイラルに巻き込まれてしまうことがあります。そんなとき、自律神経のバランスがよい看護師がいてくれるだけで、その場の雰囲気が一変するのです。

泣いていた子どもが泣き止み、採血を嫌がっていた患者さんが素直に腕を差し出し、イライラしていた私も他のスタッフも、気づくとみんな穏やかな表情で、優しい口調になっています。


自律神経のバランスのよい人は、どうやってたった一人で負のスパイラルを止めてしまうのでしょうか?

その秘訣は、「口調」です。その穏やかな口調を聞いていると、イライラしている自分がバカバカしく思えてきます。そして、無意識に同じような穏やかな口調で話すようになっているのです。

いい音楽や素晴らしい風景に触れると心が穏やかになるように、口調にも同じような力があると思っています。心が穏やかになるとき、副交感神経が高まり、自律神経のバランスが整う、それが口調の力です。

言葉選びも大切ですが、それ以上にその言葉をどのような口調で伝えるかが大切です。

人は人とつながり生きています。一緒にいる人によって、自律神経のバランスはよくも悪くもなります。心地よく過ごせる人と一緒にいると、自律神経のバランスも整いやすくなるでしょう。

「便秘」を放置していると……からだ全体がたいへんなことに！

自律神経は、血管にも大きくかかわっていますが、腸とも密接なかかわりがあります。順天堂大学医学部附属順天堂医院に、日本初の「便秘外来」を開設して30年近くになります。

自律神経を研究するうちに、便秘が治ると自律神経のバランスも整うことが解明されて開設したのですが、患者の数は年々増え続けています。

便秘は女性に多いと思われがちですが、男性の便秘も50代から増え始め、60歳を過ぎたあたりから男女比は一緒になり、80歳を超えると男性の便秘患者のほうが多くなっていきます。

そもそも腸はどのように働いているかというと、腸の管に2種類の筋肉があり、伸び縮み（ぜん動運動）して食べた物を肛門へ移動させています。自律神経は、このぜん動運動をコントロールしています。

交感神経が優位なときはぜん動運動が停滞し、副交感神経が優位なときにぜん動運動が活性化します。つまり、休息中や睡眠中などリラックスしているときに、腸は活発に働くのです。

ところが、自律神経のバランスが崩れてくる60～70代は、副交感神経が急激に低下し、交感神経が強く働きすぎる状態で生活しています。そのため、腸のぜん動運動が弱まり、便秘が慢性化する人が増えてくるわけです。

とくに高齢の方は、便秘を放置する人が多いようです。高齢になると他の病気や身体のあちこちに不調があらわれ、便秘どころではないとあとまわしになるのでしょう。

しかし、いちばんに取り組んだほうがよいのが便秘の改善です。それは腸内環境もまた、血液の質に大いにかかわっているからです。本来、食べたものを消化して得た栄養を血液に送るという腸の働きが、便秘の状態では滞ってしまいます。

便秘を放置していると、大便が大腸の中に長く留《とど》まって腐敗が進み、毒素が発生します。その腐敗物質や毒素が吸収されることで、血液の状態が悪化していくのです。血液中の赤血球が変形するなど、ここでも細胞に届くはずの酸素が減ってしまいます。

酸素や栄養が不足することで細胞は老化していき、腐敗物質や毒素が流れてくることで健康な細胞を傷つけます。だから、便秘は諸悪の根源。腸内環境が悪いと全身の調子が悪くなるのです。

「認知症」予防は、血流サラサラが大原則！

便秘が腸だけでなく、血液や細胞の質を低下させることはおわかりいただけたと思います。さらに、その影響は脳にまで及ぶのです。

便秘外来を受診される患者さんの中には、うつ病を患っている方やイライラや不安を感じるなどメンタルの不調を抱えている方もいらっしゃいます。腸内環境が悪いと全身の不調につながると前述しましたが、脳の病《やまい》も同様です。

便秘によって汚れた腸からは汚れた血液しかつくれません。汚れた血液が脳に運ばれれば、調子が悪くなるのは当然です。便秘が治ると、メンタルの不調やうつ病も改善されていくケースが多くみられます。

人の思考を支配する脳は、体重の約2パーセントの重さしかない小さな臓器ですが、大量の血液を必要とします。全身に送られる血液は1分あたり約4・5リットルのうち、6分の1から5分の1が脳に送られます。脳を健康に保つために、それほど多くの酸素と栄養が運ばれています。

便秘によって汚れた血液が運ばれても、脳の調子は悪くなりますが、たくさんの酸素と栄養を必要とする脳に、必要な量が届かないのも脳の働きを低下させます。これは、最初に紹介した「**③のんびり型**――交感神経の働きが低く、副交感神経が極端に高い」タイプの人に多い状態です。

60~70代は副交感神経の低下もさることながら、交感神経の低下も気をつけなくてはいけません。

退職してやることがなくなったり、やりがいが見つけられなかったり、伴侶を亡くすなど、家にこもりがちになって、だらだらと過ごしていると自律神経が**③のんびり型**の状態になりやすいのです。

副交感神経が高いことは、リラックスしたよい状態とも言えますが、それが優位になりすぎて交感神経が低く働きにくい状態もよいことではないのです。副交感神経が過剰に高くなりすぎると血管はゆるんだまま、交感神経が低すぎると心臓が血液を押し出す力が働かないため、酸素や栄養が細胞に届きにくくなってしまいます。

さらに、最近の研究では、うつ病からアルツハイマー型認知症に移行する人が増えていることが報告されています。

うつ病によって脳に送られる血液の質が悪くなり、血液の量も減っていくことで脳細胞を老化させ、認知症へとつながっていくと考えられています。

人はストレスを感じると、コルチゾールというホルモンが副腎から分泌されて身体中をめぐります。前述の研究は、認知症を発症していない高齢者のコルチゾールを測定したもので、コルチゾールの値が高い人の脳は、値が低い人より小さいという結果が出ています。

コルチゾールは、脳がストレスに対応するために欠かせないホルモンですが、分泌が過剰すぎると、脳細胞が破壊されて、うつ病を引き起こすことがわかっています。

高齢化が進む日本では、認知症の患者数も年々増え続けています。統計によると、2025年には、日本人の65歳以上の約5人に1人が認知症になると予測されています。誰もが認知症になる可能性があり、決して他人事ではないのです。

便秘からうつ病、そして認知症へとつながっていく道筋には、血液や細胞の質の低下と血流の悪化がかかわっていることを覚えておいてください。

太りやすくなる原因は、腸内環境にあった――

腸内環境の悪化は、便秘やうつ病、認知症などを引き起こすだけではありません。「すべての病気は腸から始まる」という古代ギリシアの医師ヒポクラテスの言葉にもあるように、健康に生きるために腸はとても大切な臓器なのです。

「ちょっとしか食べてないのに太りやすくなった」というお悩みも腸内環境が関係しています。前述の自律神経の乱れからくる便秘も、太りやすくなる原因のひとつ。腸内環境が悪化することで太りやすくなるわけです。

汚れた腸からは汚れた血液が肝臓へと運ばれていきます。それは毒素や腐敗物質を多く含む、わかりやすく言うと「ドロドロ血液」です。その汚れたドロドロ血液は、肝臓から心臓へと運ばれて全身に行きわたり、脂質代謝を悪化させて内臓脂肪としてたまっていきます。

本来、身体のエネルギー源となる栄養や酸素が身体に吸収されず、排出するはずの毒素や老廃物が脂肪として蓄えられていく、これが太るメカニズム。このエネルギー代謝が落ちることで、太りやすくなります。

そして、腸内環境をよくするために、忘れてはならないのが「腸内細菌」です。腸の中には、約100兆個もの腸内細菌が棲《す》んでいます。たくさんの腸内細菌は、人間の健康にどう働くかという観点から、「善玉菌」「悪玉菌」「日和見菌」の3種類に大きく分けられます。

善玉菌は、消化吸収を助けたり、免疫細胞を活性化したり、発がん物質を無毒化したり、腸のぜん動運動を活発にして、有害物質を排出するといった働きがあります。健康維持や老化防止に活躍してくれる菌で、ビフィズス菌や乳酸菌が代表的な善玉菌です。

反対に悪玉菌は、身体に悪い影響を及ぼす菌です。腸内の物質を腐らせたり、有害物質や発がん促進物質をつくります。悪玉菌の代表的な菌には、ウェルシュ菌やブドウ球菌などがあります。

良い菌、悪い菌と続いて最後の日和見菌は、健康なときはおとなしくして、体調が悪いときに悪さをする、良いほうにも悪いほうにも転ぶ性質を持っています。良い働きをするか悪い働きをするかは、腸の状態次第といったところです。大腸菌や連鎖球菌も日和見菌です。

3種類の細菌がどのような割合で腸に棲んでいるかが重要で、「善玉菌2：悪玉菌1：日和見菌7」の割合が理想です。この状態だと、腸内環境がすこぶるよい状態になります。

しかし、前述した通り、自律神経が乱れると腸内環境のバランスも崩れ、悪玉菌が大量に増えてしまいます。悪玉菌が増えると、副交感神経が低下することもわかっています。

じつは、太っている人は自律神経のバランスが悪いだけでなく、前述した「④**おつかれ型**——交感神経と副交感神経の働きが、どちらも低いタイプ」の人がとても多いのです。

悪玉菌が増え、日和見菌も悪い働きをしはじめ、腐敗物質をたくさんつくることでドロドロ血液が生まれます。そのドロドロ血液を受け入れたくない細胞からたらいまわしにされ、最終的に行きつく先が「脂肪細胞」です。皮下脂肪や内臓脂肪ばかりに栄養が届けられるようになって、脂肪細胞は丸々と膨らんでいきます。

このように腸内環境が悪いと太りやすくなるだけでなく、生活習慣病などの病気を発症させる原因にもつながります。

*

このように、60歳からは「自律神経」「肺」「腸」の3つをどう整えるか——が課題となってきます。「自律神経」「肺」「腸」の好不調が、老化の分かれ道なのです。

第2章

自律神経が整う、「体・技・心」の作法

「心・技・体」ではなく、「体・技・心」が健康長寿のキーワード

柔道がルーツと言われる「心・技・体」。武道でよく使われる格言ですが、すべては精神力（心）・技術（技）・体力（体）のバランスが大事だという教えです。

この言葉が「心」から始まるように、一般的にはまず精神力を整えることが重要だと考えられています。「心」を整えれば、「技」も「体」もついてくるというわけです。

私の専門が自律神経で、この「心」にあたります。ですから、「メンタルを強くするにはどうしたらいいでしょうか？」といった相談をされることが多いのです。

しかし、「心」だけを先に整えようと思っても、なかなか整うものではありません。

平均寿命80歳以上といわれる超高齢化社会で「体」を鍛えることを疎《おろそ》かにすれば、頭がしっかりしているようでも「体」がついていきません。

仮に、足腰が弱り、物をつかむことも文字を書くことも難しくなり、誰かの手助けがないと着替えも身動きもできない状態になっていったとします。その始まりは、「心」を整えることを重要視しすぎて、「体」を整えることを二の次にしてしまうことからなのです。

体は、正しいつき合い方を知ることで、よい状態を保つことができます。

「最近よく疲れるなあ」「眠くてしょうがない」「調子がよくない」といった、病気ではないけれど体調不良を感じるときは、その奥には何かしらトラブルの元が隠れています。

たとえば、私の父は92歳でも元気にやっています。何か秘訣があるのだろうと見ていると、父は「心」を鍛えようとはあまり考えていないようなのです。

父は「体」を整えることのほうに気をつかっているようで、よく動いて、よく食べて、よく寝る――。「体」を整えるシンプルな健康法ですが、足腰もしっかりしています。「体」が好調のおかげで、穏やかな日々をおくっています。

つまり、「心・技・体」ではなく「体・技・心」――順番が違うのです。まずは「体」の調子を整えることが大事ということです。

それを実践するには〝習慣〟という「技」を身につける必要があります。自律神経のバランスを整えるためにも、規則正しい習慣が重要です。

そうすることで、自然に「心」のバランスが整います。「体・技・心」を心がけることが、健康寿命を延ばすことにもつながるのです。

「体」を動かすことが、すべての健康の源

先ほど、「心・技・体」ではなく「体・技・心」、まずは「体」の調子を整えることが大事とお伝えしました。言うまでもなく、「体」の調子を整えるために大事なのは「動く」ことです。

しかし、年齢を重ねるごとに体力も筋力も衰え、動くことが億劫《おっくう》になるということもあるでしょう。まだ、定年前の仕事がある方は、通勤や仕事中に体を動かすことができていますが、定年を迎えた世代になると、ポカーンと何もやることがなくなってしまい、テレビを見たり本を読んだり……どこにも行かずに一日を家で座ったり、寝転んだりして過ごす人が多いかもしれません。

大きな問題は、このように動かなくなることです。

長時間座り続けている人ほど早死にするということが、アメリカのガン協会の研究によって明らかになっています。その発表したデータによると、一日に6時間以上座って過ごす人と、3時間未満の人を比べると、前者のより長く座って過ごす人たちは男性で18%、女性で37%死亡のリスクが高まることがわかっています。

長時間座り続けていると、血流が悪くなり、脳や各臓器、全身に必要な栄養素が行き渡らなくなります。これは、第1章で詳しく説明した自律神経にも関係があるということです。

いちばんよくないのが、「お母さん、お茶入れて」「○○持ってきて」など、自分では動かず、誰かにやってもらうことです。身に覚えがあると、ドキッとした方はいませんか？　一日のうち立ち上がって動くのは、朝顔を洗うときと朝昼晩の食事のとき、そしてトイレのときくらいでしょうか……。

それほど動かないでいると、筋力も体力も落ちて、体の機能すら使えなくなってしまうのは、あっという間かもしれません。

誰かに頼んでやってもらうのをやめて、まずは自ら動くことを心がけてみましょう。立ち上がってお茶を入れる、食事の後は自分の食器を洗う、できそうなことから始めてみてください。

テレビを見るのが好きなら体操の番組を視聴予約して必ず一緒に動くとか、ずっと家にこもっていないで近所まで歩いて買い物に行くとか、5分、10分からでも散歩をするとか、こまめに動くことを習慣にしていきましょう。

健康の秘訣は、とにかく動くほうを選択することです。

自律神経が低下したままの「筋トレ」は無意味!?

スポーツジムなどに通ってトレーニングに励まれている人は、たいてい筋肉を鍛えていればそれでいいと思われがちです。しかし、それは大きな勘違いです。筋肉はあくまでも肉の塊で、たくさんつけたところで運動能力が上がるとは限りません。反対に、無理な筋トレで関節に負担をかけたり、過度に筋肉をつけすぎたことでケガなど故障の原因にもつながりかねません。

筋肉の力を運動能力につなげるためには、筋肉を動かす神経や筋肉に栄養を運んでいる血管などを適切な状態にコントロールしなければなりません。じつは、このときコントロールしているのが自律神経なのです。

第1章で、何もしなければ自律神経は10年で約15パーセントずつ低下していくことをお話ししました。自律神経の働きの低下は、男性は30代、女性は40代から始まっています。50代、60代、70代と、日を追うごとに自律神経の働きが低下しているなかで、一生懸命に筋トレをして筋肉をつけても、その筋肉の力を100％発揮できていないわけです。

激しい運動が自律神経の働きを低下させることについても触れましたね。若さを取り戻そうとでもするように、運動量の大きい、呼吸が速く、浅くなるようなトレーニングを張り切ってやりすぎると、自律神経の働きをますます低下させてしまいます。つまり、自律神経を意識的にコントロールしなければ、免疫力が低下して、体の動きが鈍くなっていき、どんどん老化が進んでいくということです。

筋トレが悪いと言っているわけではありません。自律神経が低下したままの筋トレは、効果がありません。筋トレをするなら、自律神経の改善方法を心がけてくださいということです。

残念ながら、たいていの人は自律神経の改善には目もくれず、そうやって低下した体の状態を「仕方がない……」と諦めてしまいがちです。

若さや健康を維持するためには、筋トレの前に自律神経のコントロールが必要不可欠なのです。

「ゆっくり行動する」を心がけよう

激しい運動が自律神経の働きを低下させるということは、どういった運動がよいか自《おの》ずとわかると思います。5分程度のスキマ時間にゆっくりと行うことを心がければ、それは筋トレでもよいのです。

私のおすすめは、「ゆっくり10回スクワット」です。

深く沈む必要はありません。無理のないていどに、ゆっくり10回スクワットしてください。強い負荷よりも、ゆっくり丁寧に行うことのほうが重要です。

ほんの5分のスクワットですが、一日の中でスキマ時間を見つけて朝昼晩と3〜4回行えば、30〜40回のスクワットになります。

じつは、高齢になり運動をしなくなることで、はっきり変化が現れるのは大腿筋《だいたいきん》です。階段を登るのがきつくなり、さらには自分の体を支えられなくなるほどふんばりが利かなくなったりして、転倒や転落などの事故にもつながります。

ゆっくりスクワットをすることで、運動不足の解消にもつながりますし、深い呼吸になって自律神経を整える効果もあります。

運動だけでなく、すべての行動にも「ゆっくり」は、大切なキーワードです。なぜなら、自律神経が乱れると、すべての行動が早く雑になってしまうからです。

たとえば、忙しいとき、慌てているときに、文字を書こうとして汚い文字になったり、書き間違ったりしやすいですね。急いで洗い物をしようとして食器を割ったり、遅刻しそうだからと慌てて出かけようとして、足の小指を角にぶつけるというのもよくあることでしょう。そういったときは、自律神経はかなり乱れています。

自律神経がどのような状態だとよいかというと、交感神経と副交感神経が両方とも高い状態がベストです。しかし、なんでも早く急いでやろうとするとき、副交感神経は低くなってしまいます。

どのような動作でも「ゆっくり」を心がけるだけで、副交感神経の低下を防ぎます。自律神経のバランスが整うと、自ずと体の免疫力も上がってくるでしょう。「ゆっくり」行動することを習慣にすることで、さらには副交感神経を高めていくことにもつながります。

急いでいるときこそ「ゆっくり、丁寧に」とつぶやいてみてください。体を大切にして、健康を保つ魔法の言葉です。

「貧乏ゆすり」と「タッピング」でストレス解消！

ついつい無意識にやってしまう「貧乏ゆすり」。おそらく多くの人がこれまで、「行儀が悪い」「落ち着きがない」「みっともない」と注意され続けて、悪いクセだと思っていたことでしょう。

しかし、野球の有名選手が「貧乏ゆすり」のような動作を意識的にしていたとしたらどうでしょうか？

じつは、「貧乏ゆすり」には、自律神経のバランスを整える、素晴らしいパワーが隠れているのです。

足を小刻みに動かす「貧乏ゆすり」が起きるとき、人はたいてい緊張したり、イライラしたり、プレッシャーを感じています。緊張した状態が続くと、交感神経が刺激されて、心拍数が増加していきます。その結果、心臓から遠く血流が活発な足の末端が小刻みに動いて「貧乏ゆすり」になります。

これは、緊張を逃すために、体が無意識に行ってしまう現象です。足を小刻みに動かすリズミカルな刺激で副交感神経が高まり、脳がリラックスして緊張やストレスから解放されます。

このように、「貧乏ゆすり」は健康効果の高い動作なのです。

とは言うものの、日常生活で「貧乏ゆすり」をするのは抵抗があるかもしれませんね。そこで、おすすめなのが「タッピング」です。

「タッピング」とは、指先で軽く体の一部をリズミカルに叩く療法です。「貧乏ゆすり」と同じような効果が期待できます。

顔や頭には副交感神経の働きをよくして、自律神経のバランスを整えるツボがたくさんあります。ですから「タッピング」は、顔や頭を中心に行いましょう。

両手の人差し指と中指、薬指の指先を使って、軽いタッチでトントントンと優しく叩きます。

●頭のタッピング……頭の前から後ろへ、側頭部を上から下へ

●顔のタッピング……額↓眉間↓眉↓目のまわり↓鼻の下↓あごの順に

他にも、手首の上、指3本くらいのところに副交感神経を上げるツボがあるので、イライラしたときにタッピングするとよいでしょう。いつ行ってもいいのですが、ゆっくり呼吸しながら行うのがポイントです。

食後に行うと消化がスムーズになりますし、就寝前に行えばぐっすり快眠。便秘のときにトイレで行ってもいいでしょう。

必ず湯船につかって、一日の疲れをリセット

一日の疲れをリセットしてくれる入浴。シャワーで済まさず、「湯船につかる」ことが重要です。なぜなら、滞った血流を回復させ、体の深部体温を上げることが入浴の一番の目的だからです。入浴は副交感神経を働かせ、心地よく眠るためにとても効果的な手段なのです。

ところが、多くの方がよい睡眠のための正しい入浴法を知りません。熱めのお湯や長風呂が好きな人もいますが、42～43℃のお湯は、医学的にも熱すぎます。交感神経が急激に上がり、血管が収縮して血液がドロドロになってしまいます。また、長時間つかっていると、汗もたくさんかいて脱水症状も起こしやすくなります。

高齢者の自宅での死亡事故の多くは、お風呂場での入浴中に起こっています。高齢な方ほど熱い風呂や長風呂が好きなので、血圧の急激な変動が心臓に負担をかけ、心筋梗塞や脳梗塞を起こしやすいからです。

この機会に、副交感神経が高まる、健康的な入浴方法を覚えておきましょう。

① まず、手足など心臓から遠い部分にかけ湯をする
② 39〜40℃のお湯に約5分、肩までつかる
③ 次に、みぞおちまでつかる半身浴で約10分つかる
④ 計15分ほどで上がり、コップ1杯の常温か温かい水を飲む

この入浴法は、体の深部体温がゆっくり上がって全身の血流がよくなります。首には自律神経をつかさどるセンサーがあるので、首までつかって温めることで副交感神経の働きもよくなります。

眠るころには、体の中心のほのかな熱が手足の末梢からスーッと放熱されて、心地いい眠りにつくことができるでしょう。

そもそも眠気は、深部体温が下がったときに訪れます。入浴でいったん体温を上げると、1時間ほど経って体温が下がったときに自然に眠気が訪れます。ですから、寝る1時間前に入浴するのが、ちょうどよいタイミングです。

入浴は血流を良くして腸の働きを整えるためにも重要です。便秘になりやすい人は毎日入浴を習慣にするとよいでしょう。

運動する時間帯は、じつは夕食後がベスト

健康を維持するためにも、自律神経のバランスを整えるうえでも、適度な運動をしたほうがよいことは、皆さんご理解いただけたと思います。

それでは、1日のうちでどの時間帯に運動したらよいでしょうか？

私がおすすめしたいのは「夜」です。夕食後から寝る1時間前までの間で、最低30分〜1時間ほどゆっくり歩くのが理想的です。

夜は、副交感神経が優位になる時間帯ですから、自律神経のバランスを整えることを目的とした運動は理にかなっています。

心拍数が上がり、息がハアハアと上がるほど激しくならないように気をつけてくだ

さい。軽いウォーキングくらい、高齢の方は散歩するくらいの感覚でいいですね。私の場合は、夕食後に2キロの距離を30分のペースで歩いています。かなりゆっくりですが、このくらいでいいのです。

夜の運動は、日ごろ座ってばかりで運動不足の人に向いています。長時間座っていると、筋肉が硬直し、うっ血しています。うっ血は血流の悪さが原因で起こります。

夜に適度な運動をすると、末梢の血管を開きます。これは、実験したことがあるのですが、夜に運動した日としない日を比べると、運動した日のほうが睡眠の質がよいという結果が出ています。

さらに座ってばかりいると、首や肩がこり、腰痛などにもなりやすいのですが、夜の運動でこれらが大きく軽減されることもわかりました。とくに肩こりは驚くほど楽になります。

習慣化しやすいのも夜の運動のメリットのひとつです。

じつは私も、朝の運動は3日で挫折しましたが、夜に切り替えてからは習慣にすることができました。夜はやるべきことがすべて終わっているので、心にも余裕があるからですね。

日々の生活に運動を取り入れたいと思っている人は、まずは夜の運動から始めてみてください。

「あとまわしにする習慣」をやめて、「今、すぐ行動する習慣」に

「体・技・心」の項目でお伝えしたように、何よりも重要なのが「体」の健康です。そして、その次の「技」を身につければ、誰もがたやすく体調を整えることができます。

自律神経を整えるためには、規則正しい習慣が大事ですが、この習慣が「技」に当たります。

よい習慣を持っていると自律神経のバランスがよくなり、悪い習慣を持っていると自律神経のバランスが悪くなります。気をつけていないと、人は知らずしらずのうちに悪い習慣を身につけてしまっています。

そのひとつが、「あとまわしにする習慣」です。嫌なことほど、あとまわしにしてしまいがちです。そして解決をあとまわしにしたことは、解決するまで「あれをやらなければ……」と、いつまでも頭の隅っこでくすぶってしまいます。

その感情は、脳に不快感を与え、ストレスとなります。そうして自律神経を乱して、悪い疲れを引き起こしていきます。

ストレスとなっていることが、ほんの些細《ささい》なことであればあるほど自分では気づきにくく、ストレスが積み重なっていく原因にもつながります。

人は動けば動くほど行動が速くなり、動かないほど、どんどん身動きがとれなくなっていきます。動かないでいると筋力も体力も低下しますから、いざあとまわしにしていたことをやろうと思ったときに、体が思うように動かないといったこともあるでしょう。

たとえば、山登りやハイキングに行きたいと思っても、数か月あとまわしにしただけで、足腰が弱って出かけることが億劫になることもあります。大切な家族や友人たちに、忙しくてなかなか会わないでいると、一生会えなくなることもあります。あのときやっておけばよかった、会いに行けばよかった……など、そのときにはもう遅いと後悔するかもしれません。

やりたいこと、やるべきことを先延ばしにしてもいいことは何ひとつありません。自律神経のバランスを整えるためにも、無意識のうちにストレスを生み出す「あとまわしにする習慣」をやめて、「今、すぐ行動する習慣」を身につけましょう。

「期待する心」が自律神経を乱す要因!?

「人からよく思われたい」「認められたい」……。これらの執着心は積もり積もるとストレスになっていきます。それは自律神経のバランスにも大きな悪影響を及ぼします。こういったストレスの9割が「期待する心」から生まれるのです。

また、年をとると「電車で席を譲ってもらえる」「周りが助けてくれる」といった、人に期待する心も生まれやすいようです。高齢者だからといって誰かにやってもらってばかりいると、つい人に頼りがちになってしまいます。

誰もが年を重ねるごとに「できないこと」が増えていきます。しかし、人に依存してばかりいると、自分でできていたことができなくなる、身体機能の低下スピードが速まってしまうこともあるのです。

思うようにならないことや相手に気持ちを持っていかれて執着してしまうとき、人に頼りがちで依存心が強くなってしまうときなど、最もよい解決策は「期待しない」ことです。

何もかも期待を捨てて諦めてしまえ、という極端なことを言っているわけではありません。過剰な期待を少しだけそぎ落として、意識的に期待値を下げるコントロールをするのです。

年を重ねるごとに自律神経が乱れると、なかなか元に戻りにくくなることは前述しました。期待をかけた分、ダメだったときに失望が大きくなり、落ち込んだり悲しんだり、感情が乱されてなかなか心を切り替えることができません。

日常生活はもちろん社会生活のなかでのあらゆる出来事に期待をかけていては、気持ちが大きく揺れ動き、自律神経も乱れっぱなし。心のバランスが整わない状態が続きやすくなります。

人には向き不向きがあります。どうやっても思うようにできないことに執着せずに見切りをつけて、新しい別なことにチャレンジしてみるとよいでしょう。

「期待しない」生き方が、自律神経のバランスを整える――。これが自律神経の研究を30年以上続けてきた私の見解です。

期待という執着を手放せば、今よりもきっと生きやすい人生になるでしょう。

過去に執着せず、力の抜けた生き方を！

がむしゃらに働いてきた人ほど、肩に力が入った生き方をしています。私自身もそうでしたが、働き盛りの30代、40代はあれもこれもといろんなものを背負いすぎていました。しばらくして、体の不調に気づいたのです。

肩に力が入った状態は健康にもよくありません。常に緊張を感じてリラックスできません。その結果、自律神経のバランスが乱れ、健康を害するのです。

そこで、思考をめぐらしたどり着いたのが「力の抜けた生き方」です。この力とは、肩にこもった力み、つまり「肩の力」。その肩の力を抜くために大切なのが「過去を手放す」ことです。

60代、70代になると、残りの人生が見えてきて「あと、どのくらい生きられるか」と明るくない未来を想像してしまいます。そして、あまり考えたくないこの先から逃げるように「あの頃はよかった」と過去を振り返ることが多くなります。

でも、ネガティブな状態で過去に執着してしまうと、自律神経のバランスを乱してしまいます。

そこで、過去を懐かしんでばかりいる自分を、思い切って手放してしまうのです。

肩に力が入った生き方は、不眠症や胃腸の不調などを引き起こし、精神的な不安をどんどんためて心身に悪影響を及ぼすことが、最新の研究によってわかっています。

人は不安を感じると、体の中でコルチゾールというホルモンが分泌されます。「ストレスホルモン」とも呼ばれているホルモンです。不安が積み重なっていくと、このコルチゾールが急激に分泌されたり、必要に応じて分泌できなくなったりして、ストレスに対抗できなくなっていきます。

さらには脳細胞が破壊され、認知症やうつ病になりやすくなり、脳疾患や心疾患など重篤な病気につながることもあるのです。

そうなる前に、「肩の力を抜く方法」を身につけていきましょう。

ただし、目に見えて不調が出始めたら、病院に行くことも大切です。目安として、不眠や便秘、下痢、咳などおかしいなと思う違和感や症状が2週間続いたら、迷わず病院へ行くように心がけてください。

「今がいちばん若い」と考え、逆算の（マイナス）思考を手放す

前述しましたが、人生の最期を迎えるにあたって、いろいろな準備を行っておくこと、いわゆる「終活」をする人が増えてきました。残された家族が困らないように整理しておくことは、一見、自分にとっても安心に思えるでしょう。

しかし、「終活」を意識する生き方は、自律神経のバランスを崩し、老いを一気に加速させてしまいます。夢や目標を持てない「終活」は、老いることへの不安をどんどん掻《か》き立てていくわけです。

死は、これまで体験したことがない未知のもの。誰にとっても死は恐ろしいものでしょう。どんなにがんばったところで死から逃れることはできません。だからこそ、

死の恐怖ばかりにとらわれて、人生を逆算して考えるマイナスの思考を手放すのです。もちろん、身の回りの整理はしておけばよいでしょう。あとは、「今を生きる」だけです。

「今を生きる」ことを考えるとき、まずは5年後、10年後の自分を想像してみます。5年後、10年後のあなたは、間違いなく「今のあなた」に戻りたいと思っているでしょう。

未来のあなたより若くて、健康で、まだまだできることがたくさんある「今のあなた」に戻れたら、「もっと健康に気をつけておけばよかった」「少しずつでも運動する習慣をつけておけばよかった」などと後悔することがたくさんあるはずです。

ですから、やっておけばよかったと後悔しそうなことがあるなら、今からやってみればいいのです。今、不規則な生活なら生活習慣を改善してみる。今、運動不足なら近所をウォーキングする。エクササイズDVDを見ながら運動してもいいですし、興味があるところから始めてみるとよいでしょう。

「今から何かを始めても仕方ない」と思う人もいるかもしれません。でも、今から始めてこの先を過ごすのか、何もせずに「あのときやっておけばよかった」と未来に後悔するのか、あなたはどちらを選びますか？

思い悩んで先延ばしにしないで、「今がいちばん若い」と意識して、今から始めるのが最適なタイミングです。

第3章

最高の体調を引き出す、肺の整え方

「呼吸」にはじまり、「呼吸」でおわる

私たちは生まれてからずっと、「呼吸」をしながら生きています。毎日、息を吸い、吐く。それを繰り返す回数は、1分間で12～20回、1日あたり約2万～3万回にもなります。1日あたりの呼吸量を500mlで計算すると、20kgもの空気を取り入れていることになるわけです。

食事を数日とらなくても人は生きていけますが、呼吸を止めていられるのは普通の人なら1分程度。呼吸がなくなれば生きていけません。「呼吸」は、生命を維持するのに欠かせない、大切な肺の働きなのです。

第1章で、自律神経とは自分の意思でコントロールできない神経とお伝えしましたが、この「呼吸」こそ、自律神経の機能を高められる数少ない方法です。もちろん、呼吸も自律神経の支配下にありますので、呼吸しようと意識しなくても、寝ているときでも呼吸ができているのです。

同じように血液や腸も自律神経に密接にかかわっていますが、こちらは意識的に動かそうと思ってもできるものではありません。

「血流が滞っているからもう少し速く流れるようにしよう」とか「消化吸収をもっとゆっくりしたい」とどんなに願ったところで、その働きをコントロールすることはできません。

それが、呼吸だけは自分でコントロールしようと思ったら変えることができます。「たっぷり息を吸ってゆっくり時間をかけて吐いてみよう」「プールに潜って水中で息を止めてみよう」と思えば、すぐに実行することができるのです。

この呼吸をするのに大切な役割をしているのが、胸を覆う肋骨の下のほうに付いている横隔膜です。横隔膜はドーム状の薄い筋肉でできた膜で、それが上下に動くことによって、肺が膨らんだり縮んだりして呼吸ができます。

横隔膜のまわりには自律神経が密集していて、意識しなくても呼吸ができるようになっています。ゆっくり呼吸すると、横隔膜は大きく上下に動くし、反対に速く浅い呼吸をすると横隔膜の動きは小さくなります。

つまり、呼吸を意識すれば、間接的に自律神経をコントロールできるようになります。自律神経の働きを高めるのも、反対に低下させるのも呼吸次第というわけです。

1日数回、ゆっくり深く呼吸する

それでは、どのように呼吸すれば自律神経を高められるのでしょうか？

前述したように、40歳を過ぎると肺の機能は急速に衰え始めます。横隔膜の筋力も低下して、その動きは小さくなり、どうしても浅い呼吸になってしまいます。

老化などによって失われた肺の機能はもとには戻りません。しかし、呼吸の質を変えることで、今ある肺の機能を回復させることができます。

その方法が「ゆっくり深く呼吸する」ことです。

ゆっくり深く呼吸すると、横隔膜は大きく上下に動きます。その動きが大きくなるほど取り込める空気の量も多くなり、副交感神経の働きが高まります。

反対に、速く浅い呼吸をすると、横隔膜の動きは小さくなります。取り込める空気の量も少なくなり、副交感神経の働きが低くなるということです。

つまり、いつもの呼吸を「ゆっくり深い呼吸」にするよう心がければ、副交感神経のレベルも上がり、自律神経のバランスを整えることができるのです。

また、肺には正しく動いているかどうか監視する見張り番が備わっています。それが「圧受容体《あつじゅようたい》」という場所で、肺が収まっている胸腔《きょうこう》にあります。

圧受容体は、血液中を流れる酸素や二酸化炭素の量を監視して、その情報が伝わることで血流量や呼吸数をコントロールする働きがあります。

息を長く吐くほど、圧受容体に圧力がかかり続けます。ゆっくりとした長い呼吸をすることで、血流量が増えて副交感神経の働きが高まる仕組みになっています。

しかも、全身の血液の流れがよくなってくると、硬くなった筋肉の緊張もゆるんで、体もリラックスしやすくなります。横隔膜をはじめとした呼吸にかかわる筋肉もゆるむことで、動きやすくなります。

横隔膜が動きやすくなると、低下した筋力も鍛えられるため、横隔膜の上下運動が徐々に大きくできるようになっていきます。

残された肺の機能を最大限に引き出すためには、横隔膜など肺まわりの筋肉を柔軟にする「ゆっくり深い呼吸」を意識的に行うことです。その結果、肺機能の衰えもカバーすることができ、自律神経の働きを高めることにつながります。

1日数回でも構いません。「ゆっくり深い呼吸」を習慣化しましょう。

「鼻呼吸」で、ウイルス感染を防ぐ

もうひとつ、質のよい呼吸のために大切なことがあります。それは、「口呼吸」ではなく、「鼻呼吸」をすることです。なぜなら、鼻で呼吸をするほうがウイルスに感染しにくいからです。

たとえば、鼻で呼吸すると、鼻毛がフィルターの役割をして、空気中のウイルスや細菌を取り除いてくれます。そうして、きれいな空気だけを気道や肺に送り届けることができるのです。

一方、口で呼吸すると、ウイルスや細菌を含んだ空気が、そのまま気道や肺に送られてしまうことになります。

口呼吸には、他にもデメリットがあります。

口の中には、約1000〜6000億個の細菌がいると言われています。この細菌が増えていくと、さまざまな病気にかかりやすくなります。細菌を増やさないためには、唾液の量を減らさないことが重要です。なぜなら、唾液は、口の中の粘膜を覆って、細菌の繁殖を防ぐ役割をしているからです。

しかし、口呼吸をしていると、口の中が乾燥して唾液の量がどんどん減ってしまいます。本来、唾液の中にいる免疫細胞が細菌から守ってくれているわけですが、唾液が減ると免疫細胞も減るため、どんどん細菌が増えていきます。そこから、虫歯や歯周病など、さまざまな病気にかかりやすくなってしまいます。

また、口呼吸は喉や気道も乾燥します。喉や気道は、綿毛や粘膜に覆われていて、細菌やウイルスを排出する役割があります。それが乾燥すると、細菌やウイルスを排出する力が弱まり、風邪やインフルエンザなどの感染症にかかりやすくなります。

肺の中に直接冷たい空気が送られてしまうのも、口呼吸のデメリットです。それは、肺の免疫力が低下して、肺を痛める原因にもつながります。

鼻呼吸をすれば、冷たい空気は鼻の粘膜を通ることで温められ湿度も加わります。途中の喉を通るときにも肺に届くときにも、温かく湿った空気となって刺激を少なくします。

じつは、日本人の7割が口呼吸と言われています。無自覚で口呼吸をしている人も多いので、気になる方は一度専門家の診察を受けてみるとよいでしょう。

鼻から吸って口から吐く、「1対2」の呼吸法

鼻呼吸には、もうひとつ大きなメリットがあります。口呼吸よりも、酸素を取り込む量が多いことです。

鼻の粘膜では、一酸化窒素というガスがたくさんつくられています。鼻呼吸をすると、この一酸化窒素が酸素と一緒に肺に送られていきます。一酸化窒素には、肺胞で血液が酸素を取り込む量を増やす働きがあります。そのため、口呼吸よりも鼻呼吸のほうが、酸素を効率よく取り込めるようになるわけです。

これは、スウェーデンのカロリンスカ研究所のヨン・ルンドベリ教授などの研究で広く知られています。

また、ノーベル生理学・医学賞を共同受賞したルイス・J・イグナロ博士は、一酸化窒素が肺に取り込まれると免疫力がアップし、細菌やウイルスなどの感染症などにも対抗できる可能性について研究を進めているそうです。

それでは、息を吐くことに関してはどうでしょうか？

鼻から息を吐くことは、鼻の粘膜でつくられた一酸化窒素を外に出してしまうことになります。一酸化窒素を最大限に取り込むためには、「鼻から吸って口から吐く」呼吸法が最も理想的と言えるでしょう。

ここまで、「ゆっくり深い呼吸」「鼻から吸って口から吐く」がよい呼吸とお伝えしました。しかし、よい呼吸を心がけていても、つい習慣となっている呼吸に戻ってしまうことはよくあります。

「上手に呼吸できない」という方のために、よい呼吸のコツを紹介しましょう。

それは、**「1対2」の呼吸法**です。

① リラックスした状態で、3~4秒かけて鼻から息を吸う

② 6~8秒かけて口からゆっくり息を吐く

ゆっくりと鼻から息を吸ったら、倍の時間をかけて口から息を吐きます。3秒吸って6秒吐く、4秒吸って8秒吐く、どちらでも構いません。ハーとゆっくり吐けない方は、口をすぼめてフーと吐いてもよいでしょう。

まずは、1日に1分、就寝前の習慣にしてみるところから始めてみてください。

ため息をつくほど、病が逃げる!?

「ため息をつくと幸せが逃げる」という伝承があるように、ため息にはマイナスのイメージがあります。しかし、自律神経のバランスを整えることから考えると、むしろため息をついたほうが体にとってはよいことなのです。

そもそもため息が出るのは、心配事や悩みなどを抱えているときです。ストレスを感じているときは、胸やお腹の筋肉が緊張して硬くなり、呼吸が浅くなっています。ため息が出る直前は、そういったストレスによって呼吸が止まっている状態です。このとき、末梢血管に酸素や栄養が行き届かなくなっています。

そこから、長く深い息を吐きだすと「ため息」になります。ため息をつくと末梢血管の血流がよくなっていることが医学的に証明されています。これは、末梢血管の血流量を測定する機械によって明らかになったのです。

ため息をつくと、血流の回復とともに、乱れた自律神経のバランスも回復するように働きます。つまり、ため息は、機能回復のためのリカバリー機能なのです。

心配事を抱えた人の自律神経は、副交感神経が低下し、交感神経が優位に偏りがちになります。ため息は、この偏りを改善してくれます。息を長く吐くことで、浅い呼吸が深くなり、副交感神経がしっかり働くようになります。

先ほど、よい呼吸は「ゆっくり深い呼吸」と紹介しましたが、浅い呼吸に慣れている人は、ゆっくり深い呼吸の練習をしても、なかなか身につきにくいものです。

しかし、ため息なら、息を「はぁーっ」と思い切り吐き出すと、次は自然に息を吸えるようになります。「ゆっくり深い呼吸」を身につけるなら、ため息が最も効果的です。

このように、幸せが逃げるどころか、病が逃げていく、体にとってもよい「ため息」。

でも、聞かされる人は不快に感じてしまいますから、「ため息をつかないで」と言う代わりに、「ため息をつくと幸せが逃げるよ」と言うようになったという説もあります。

ため息は自然と出てくるものなので、我慢すると苦しくなります。誰もいないところで、悩みなども一緒に思いっきり吐き出してみてください。

ゆっくり深い呼吸で、腸内環境を整える

ゆっくり深い呼吸は肺だけでなく、自律神経の働きに大きく影響を受ける「腸」にもよい影響があります。

腸のぜん動運動を自律神経がコントロールしていることを前述しました。交感神経が優位なときはぜん動運動が停滞し、副交感神経が優位なときにぜん動運動が活性化します。

つまり、呼吸によって自律神経が整うことで、ぜん動運動が促されて腸内環境もよくなるのです。

これは、私が順天堂大学医学部附属順天堂医院に日本で初めて「便秘外来」を開設し、その臨床経験からも確信していることです。

便秘外来を訪れた患者さんの多くは、自律神経のバランスが大きく乱れています。何年も便秘で苦しんでいた人に、自律神経のバランスを整えるなどの指導をすると、あっという間に治癒していくのです。

ひときわ腸が自律神経の影響を受けやすいのは、生物の進化の過程で脳や心臓よりも先に腸ができたからです。クラゲやイソギンチャクには脳がなく、腸が脳の役目をしています。生物にとって、腸こそ根源的な臓器なのです。

さらに人の体の中にある神経細胞のうち、腸には1億個以上の神経細胞があり、脳の次に多いのです。そのため、脳からの指令ではなく、自律神経によってコントロールされています。脳とは独立した独自の判断で働いているのです。

また、体の中にある約2兆億個の免疫細胞のうち、70％が腸に集中しています。

そのことから、腸は「第二の脳」と呼ばれています。しかし、腸のほうが最初にでき、全身の免疫システムの司令塔ということから考えると、むしろ脳が「第二の腸」と言えるでしょう。

もうひとつ、腸が大きくかかわっているのが、脳から分泌される「セロトニン」。感情のコントロールや精神の安定などにかかわる神経伝達物質です。セロトニンがたくさん出ると、リラックスして幸せを感じやすくなるため「幸せホルモン」とも呼ばれています。

じつは、このセロトニンの約90％は、脳ではなく腸でつくられています。残りは血液中に8％、脳内にあるのはわずか2％です。

小腸の粘膜には、セロトニンのもととなるものがたくさん貯蔵されています。それは、食物に含まれる「トリプトファン」という必須アミノ酸が、善玉菌によって合成されたものです。

腸内ではぜん動運動にもかかわっていて、セロトニンのもとが多すぎると下痢に、少なければ便秘になります。それが脳に運ばれるとセロトニンとして分泌されます。

セロトニンがたくさん分泌されると、心身が安定してポジティブな気分になります。セロトニンが足りないと、心身のバランスを崩し、ネガティブな気持ちになっていきます。

近年では、うつ症状や認知症の人も、セロトニンを増やすことで症状が軽減すると考えられています。

呼吸によって自律神経が整うと、腸内環境もよくなり、セロトニンもたくさんつくられます。つまり、よい呼吸はメンタルの不調改善にもよい影響があるのです。

よい呼吸で、免疫力を高めよう

免疫力とは、ウイルスや病原菌などから身体を守って、若々しく健康に保つ力。体内で発生したがん細胞に対処したり、老廃物などを処理したりするのも免疫機能によるものです。

健康長寿のためには、肺の免疫力を高めることが重要です。その免疫力を高めるために、「自律神経」や「腸内環境」がよく取り上げられます。それは、自律神経のバランスや腸内環境を整えることが、肺の免疫力アップにもつながるからです。

人の体は、血管やリンパ管でつながっていて、互いに影響しあっています。腸には体の中の70％を占めるたくさんの免疫細胞があり、それは血流によって全身に運ばれていきます。腸の中にいた免疫細胞は運ばれて、ウイルスや病原菌、異常な細胞などのところで排除したり、攻撃したり、無害なものに変えるように働きます。

免疫細胞が、すべての血管を滞りなく流れていくことが免疫力アップの重要なポイント。ここでまた自律神経が登場します。

血管をすべて合わせると地球2周半にもなると言われています。その膨大な長さの血管すべてに沿うように、自律神経は流れています。血流量をコントロールするのも自律神経の役目です。

交感神経は血管を収縮させて、副交感神経は血管をゆるませる、それぞれ反対の働きをしています。どちらの神経もしっかり働き、自律神経のバランスが整うと、血液がスムースに全身に運ばれていきます。

また、自律神経のバランスが整って、腸内環境もよくなると、「血液の質」もよくなります。

実際、自律神経のバランスが崩れた人の血液を顕微鏡で見ると、本来は丸いはずの赤血球が変形したり、くっついたり、壊れてしまっていたりするのです。

いびつな形の赤血球は細い毛細血管を通り抜けにくくなります。いわゆる「ドロドロ血液」です。赤血球が運ぶ酸素量も減り、免疫細胞もスムースに運ぶことができません。

血流をスムースにするのも、血液の質をよくするのも、結局のところ自律神経を整えることができる呼吸の力、肺の免疫力にかかっているのです。

呼吸の力で、「腰痛」「肩こり」「首こり」も軽減！

横隔膜が上下に大きく動く「ゆっくり深い呼吸」は腰痛の改善にもつながります。腰痛の原因はいろいろありますが、体の奥のほうにある筋肉「インナーマッスル」が衰えることで、体を支えられなくなって腰に負担がかかることが多いのです。

まずは、インナーマッスルを実感するために、前述したゆっくり深い呼吸を行ってみてください。息を吸うとお腹が膨らみ、息を吐くとお腹が凹むでしょう。このときお腹にかかる圧力を「腹圧」といいます。

腹圧を高めることができると、腹横筋・横隔膜・骨盤底筋群といったインナーマッスルが使われて、体幹も安定します。体幹が安定するというのは、姿勢がよい状態であることです。

さらに深い呼吸は、血流をスムースにしますから、腰痛部分にたまった筋肉の疲労物質などの老廃物もきれいに流してくれます。

肩こりも腰痛と同じで、血流が滞って、疲労物質がたまることが原因です。ゆったり深い呼吸をすると、肩甲骨まわりの筋肉や脊柱起立筋、肋間筋などの血流を改善して、疲労物質を流しやすくします。

また、浅い呼吸で横隔膜がよく動かないと、首や肩の筋肉に力が入りすぎて、肩こりだけでなく首こりもひどくなっていきます。

首こりは、自律神経にも悪影響を及ぼします。なぜなら、首には神経や血管がたくさん集中していて、「迷走神経」や「星状神経節」といった自律神経に関係する神経もあるからです。

脳と腸を直接つなぐ「迷走神経」は、副交感神経の繊維からできています。内臓の働きにかかわる重要な神経です。

星の形をしていることからその名がついた「星状神経節」は、首の付け根にあり、頭や首、肩などの血流を調整します。

首こりによって血流が滞ると、これらの神経の働きも低下し、自律神経のバランスを崩してしまうことになるのです。


ゆっくり深い呼吸をしながら、首を回したり、ほぐしたりすることで血流を改善し、自律神経を整える効果も高まります。

同じように肩こりは肩甲骨まわりの筋肉、腰痛は腰まわりの筋肉を、呼吸をしながらゆるめるとよいでしょう。

世界一の長寿行政区・香港の、長寿の秘訣も「呼吸」だった

数年前まで、世界一長寿国だった日本。それが2020年に発表された国際連合（UN）の最新統計データによると、世界の平均寿命は香港《ホンコン》が第1位。男女合わせて平均85・29歳で、香港が5年連続世界トップとなったのです。

日本の厚生労働省は、2021年の発表分（2020年の平均寿命）からは世界保健機関（WHO）に加盟する主要48か国を対象にしました。

香港は「国」ではなく「特別行政区」であることから、このランキングから除外されています。

香港の長寿の秘訣をいくつか挙げてみましょう。

ひとつは、医療制度や施設が高水準であることです。香港居住者の証明「香港IDカード」の保持者は、公立病院や医療施設で手頃な価格で診療を受けることができます。医師や医療機器のレベルも世界最高水準だと言われています。

もうひとつは、香港は1年を通して暑すぎず寒すぎず、自然災害も少ないという、気候や地理に恵まれている点です。災害で亡くなる人も比較的少ないからです。

そして最後に、早朝の公園で大勢の人が〝太極拳〟をしていることは見逃せません。かつて香港の平均寿命はこれほど高くなかったのですが、2000年に政府が健康促進プロジェクトを立ち上げ、公園や運動施設を徹底的に増やしていったのです。

太極拳は、諸説ありますが、西暦1300年、北宋末期の武術家・張三豊が、呼吸法などを取り入れて編み出した武術だと言われています。

太極拳では動作と呼吸を合わせる「調息」という呼吸法を大切にしています。鼻から吸って、口から吐く呼吸法では、吐くときに邪気を出すことを意識するそうです。

太極拳の健康効果は世界でも注目され、アメリカ国立補完統合衛星センターでは、太極拳を行った人の血圧が、26人中22人下がったという研究結果が出ています。

先に挙げた、私がおすすめする「鼻から吸って口から吐く、1対2の呼吸法」は、太極拳よりもシンプルです。複雑な動きがない分、誰でも簡単にできるでしょう。

コロナ禍以降、平均寿命が停滞している今の日本人にこそ、実践していただきたい呼吸法です。

第4章

腸内環境を整え、老いを遅らせる食生活

ゆっくりよく嚙んで、ゆっくり食べる

食事でいちばん大切なのは、「ゆっくりよく嚙んで」食べること。昔からよく言われる基本的なことですが、忙しさに慌ててかっこんだり、一人で食べる「孤食」も早食いになりがちです。

早食いは、脳の満腹中枢が刺激される前に食べすぎてしまい、肥満のもと。自律神経や腸内環境の面から考えても、早食いにはデメリットしかありません。早く食べてしまうと、食事中は交感神経が過剰に高まり、副交感神経の働きが低下します。

早く食べるということは、よく嚙まずに飲み込んでいるようなものです。副交感神経が働かない状態では、胃腸もうまく動かず、消化・吸収が十分にできません。

ゆっくりよく嚙んで食べることで、交感神経の急上昇を抑え、食べている間に副交感神経が上がってきます。食後に一気に自律神経が切り替わらず、穏やかに副交感神経を高めることができるのです。

一定のリズムを刻むように咀嚼《そしゃく》することにも、よい効果があります。第3章で、腸でたくさんつくられる「セロトニン」の話をしました。リラックスして幸せを感じやすくなる、通称「幸せホルモン」です。呼吸によって自律神経が整うと、腸内環境もよくなり、セロトニンもたくさんつくられますが、咀嚼のリズムでもセロトニンの分泌を促すことができるのです。

セロトニンをたくさん出すためには、咀嚼を続ける時間も重要です。だいたい咀嚼を始めてから5分くらいから、そのあと少しずつセロトニンの分泌が高まり、20～30分でピークに達します。その後、セロトニンが分泌した状態が2時間ほど続きます。

ですから、セロトニンをしっかり分泌させるには、食事時間を5分、10分でササッと済ませてしまうのではなく、20〜30分は必要ということです。自律神経が整うと腸内環境もよくなるので、腸のセロトニンもたくさんつくられます。

また、ゆっくりよく噛んで食べることは、顔の表情筋がゆるんで、副交感神経の働きを高めてくれます。

セロトニンで幸せな気持ちになりながら、笑顔でおいしくいただくことで、さらに自律神経にも腸内環境にもよい影響があるのです。

60歳を過ぎたら、腹八分目がちょうどいい

若いうちは、たくさん食べても太らなかったのに……という人でも、年を重ねるごとに太りやすくなったと実感している人も多いでしょう。前述した通り、早食いも、肥満の原因のひとつです。早食いをすると、脳の満腹中枢が刺激される前に食べすぎてしまうからです。

また、早食いは血糖値が急激に上昇し、それを察知した脳の満腹中枢が血糖値を下げるためにインスリンを必要以上に分泌します。本来、エネルギーとして使われるブドウ糖が余ってしまい、脂肪に変えられ体に貯めこみやすくなり、太りやすい体になってしまいます。

つまり、ゆっくりよく噛んで食べることは、早食いや食べすぎを防ぎ、肥満防止につながることがメリットのひとつです。

食事の量は、どのくらいがよいかというと、腹八分目。もしくは腹七分目くらいに抑えたほうがお腹にとってもよいでしょう。

満腹になるまで食事をすると、消化管に必要以上に負担がかかってしまいます。胃痛や胸やけは、消化できずに送り出された食べ物が、十二指腸で処理できずに胃に送り戻されてしまうために起こります。

しかも、食べすぎは胃が消化できる限界を超えて、消化管の働きだけに大量の血流が集中している状態なので、その他の器官が十分に働けなくなってしまいます。食べすぎたあとに眠くなってしまうのは、脳への血流量が減ってしまうからです。

消化・吸収に欠かせない消化管の働きを調節しているのが自律神経ですから、食べすぎで負担がかかると自律神経のバランスも乱れてしまいます。

腹八分目だと、あとでお腹が減ってついつい間食してしまうという人は、食後にガムを噛むとよいでしょう。

焼き肉店のサービスでガムをもらうことがありますが、ガムを噛むと唾液が分泌して、胃に入った唾液が胃酸を洗い流し中和させてくれます。

消化を助けるためにも、食後2時間以内にガムを噛むことをおすすめします。

適量に収めるためにも、目の前の食べ物に向き合って、一口ずつ口にして、噛む間は箸を置いて味わうのもよいことです。

朝食を抜かずに食べるが基本の「き」！

自律神経をバランスよく保つためには、腸内環境をよくすることが大切だということをお話ししてきました。腸内環境をよくするために、もうひとつ大切なことがあります。それは、「1日3食とる」ことです。

腸には面白い性質があって、刺激が加わると動くようにできています。私も手術のときに見たことがありますが、腸をポンと叩くとグーっと動き出すのです。

食事を抜いたりする人も多いかと思いますが、1日2食、もしくは1食だけという人は、1日に2回、1回だけしか腸に刺激を与えないということ。つまり、食事を抜くと腸の動きが悪くなってしまいます。

たとえば、太りすぎでダイエットのために、食事を抜いている人もいるでしょう。腸を動かすということで言えば、食事をとらなくても、お茶でもお湯でも何か飲むだけでもよいのです。

しかし、食事をすると体温も上がるので、代謝を上げるためにも大切なことです。また、噛むことで脳が刺激されて、自律神経のバランスも整います。水分だけではなく、少量でも3食食べるほうがよいでしょう。

なかでも、いちばん大切なのが「朝食」です。

朝になると目が覚めて、夜になると眠くなるといった生体のリズムを調整しているのが体内時計です。この体内時計をコントロールするタンパク質をつくるのが「時計遺伝子」という遺伝子なのです。

「時計遺伝子」を発見して体内時計の仕組みを解明したアメリカの3人の博士が、2017年にノーベル生理学・医学賞を受賞したことで話題になりました。

朝食に、この時計遺伝子が深くかかわっています。

そもそも人の体内時計は1日24時間ではなく、約25時間周期でリズムを刻んでいます。このちょっとした体内時計のズレをリセットできるのが、朝日を浴びること。朝日を浴びた刺激が脳の時計遺伝子に伝わって、24時間周期にリセットします。

さらに内臓や細胞にも末梢の時計遺伝子がそれぞれあるのですが、これは朝食をとることでリセットされます。

朝食を抜いてしまうと、末梢の時計遺伝子がリセットされないので、脳が目覚めていても、体が寝ている状態。朝日を浴び、朝食をとることで、体内時計のリズムが完全に整うわけです。

朝食の内容も重要です。肉や魚、卵などのアミノ酸、オリーブオイルなどの良質な脂質、ご飯やパンなどの炭水化物、野菜などのビタミンやミネラルをとること。時計遺伝子を活性化させるためにも心がけるとよいでしょう。

バナナ1本、おにぎり1個だけでも食べたほうがよいのですが、絶食していた時間と朝食の量・質に比例して、時計遺伝子の活性化は変わります。前述したように、量もしっかりとったほうが活性化の効果は高まります。

また、時計遺伝子をより活性化させるためには、空腹の時間を長くとるほうがベストです。夕食を早めに済ませ、朝食までの時間を長くするとよいでしょう。

夜遅い食事をするほど、朝食を抜きがちになり、内臓脂肪がつきやすいというデータも出ています。つまり、朝食をしっかりとったほうが太りにくいわけです。

私の患者さんでも、今まで朝食を抜いていた人が、きちんと朝食をとるようにしただけで、体調がよくなったという人もいます。

朝、低くなりがちな副交感神経を上げて、自律神経のバランスをよくするためにも、朝食をとることはとても大事なことです。

食物繊維で、腸内環境と自律神経を整える

よい腸内環境をつくるために、積極的にとってほしいのが「食物繊維」です。腸の中には腸内細菌が棲んでいて、食物繊維は腸内細菌にとってよいエサになります。その腸内細菌の2割が善玉菌、1割が悪玉菌、残りの7割がどちらでもない日和見菌というのが理想的なバランスです。

このバランスが崩れて、有害物質をつくり出す悪玉菌が増えてしまうと、腸内環境は悪化し、自律神経のバランスも崩れてしまいます。老化は、こんなところから始まっていくわけです。

そこで悪玉菌の繁殖を抑え、善玉菌を増やすために必要なのが食物繊維。腸の中で

大便のもとになり、老廃物や有害物質を排出する食物繊維は、まさに腸の掃除屋です。食物繊維をたっぷりとると、ダイエットによい効果も期待できます。腸内に天然のやせ薬とも呼ばれる「短鎖《たんさ》脂肪酸」がつくられ、エネルギー代謝が上がります。さらに、短鎖脂肪酸は神経細胞に直接働きかけ、食欲を抑制する効果もあります。

よいことづくめの食物繊維ですが、大きく分けて「不溶性」と「水溶性」の2種類があります。

水に溶けない不溶性の食物繊維は、水を吸って大きく膨らみ、腸内の不要物をからめとりながら便のかさを増して、腸のぜん動運動を活発にします。不溶性の食物繊維が多く含まれるのは、大豆など豆類、にんじんなどの根菜類、玄米、蕎麦など。豆類の中ではインゲン豆がダントツに多く含む、優秀な食材です。

一方、水に溶ける水溶性の食物繊維は、便の水分を増やして柔らかくします。水溶性は胃腸内をゆっくり移動するため、糖質の吸収を穏やかにして、血糖値の上昇やコレステロールの増加を抑える働きもあります。こちらは、リンゴやバナナ、キウイなどの果物、海藻、キノコ類に豊富に含まれています。

水溶性でとくにおすすめしたいのが「ネバネバ食材」です。納豆、オクラ、モロヘイヤ、なめこ、めかぶ、もずく、山芋など。オクラは茹でたほうが成分の吸収量がアップします。

また、不溶性と水溶性をバランスよく含む食品がプルーンやドライマンゴーなどのドライフルーツ。調理しなくても、そのままおやつ代わりにできる便利な食物繊維です。ごぼうや大根、アボカドも両方バランスよく含みます。アボカドは不飽和脂肪酸も多いので、排便の際の潤滑油としても役立ってくれます。

最近、話題のもち麦なら食物繊維がアボカドの2倍、玄米の4倍。水溶性が全体の7割、不溶性が3割と両方兼ね備えた大麦です。白米に混ぜて炊くだけで、不足しがちな食物繊維を補うのに重宝します。

食物繊維は、不溶性と水溶性のどちらも必要ですが、大半は不溶性が多いので、水溶性は不足しがちになります。

便秘やお腹が張る、ガスが出るけど便が出ないといった人は、水溶性の食物繊維をとって、まずは便を柔らかくするとよいでしょう。慢性的な便秘の人は、不溶性2、水溶性8くらいの割合から始めてみてください。

それでは「食物繊維は、一日のうちいつとったらよいのでしょうか?」と聞かれたら、私も心がけていることですが、昼と夜にしっかりとるとよいでしょう。

発酵食品は、「量」より「数」が大事

食物繊維と合わせてとりたいのが「発酵食品」です。

発酵食品とは、微生物の働きを借りて糖質を分解（発酵）させたもの。発酵のおかげで旨味が増して食べ物がおいしくなったり、栄養価が上がったりします。

発酵食品をつくる微生物のなかでも代表的なのが、「乳酸菌」「麴菌《こうじ》」「納豆菌」「酵母菌」「酢酸菌」など。人の腸に棲む腸内細菌の仲間で、すべて善玉菌です。

腸内細菌には、仲間の細菌が腸内に入ってくると、働きを活性化させる性質がありのます。そのため、発酵食品を食べることで、腸内の善玉菌が活性化して、悪玉菌を抑制することができるのです。

腸の状態によって善玉菌と悪玉菌の強いほうに加勢する日和見菌が、腸内環境がよくなることで善玉菌の味方につける効果もあります。腸内の7割を占める日和見菌が善玉菌を加勢してくれたら、腸内環境はさらによくなります。

しかし、発酵食品からとる善玉菌がそのまま腸に棲みつくわけではなく、便として排出されます。

だからこそ、毎日多くの発酵食品をとることが大切なのです。「多く」と言うのは量ではなく種類です。

腸内には約1000種類、100兆個以上もの細菌が棲んでいますが、腸の状態は人それぞれ。腸内細菌の数は年齢によっても変わりますが、菌の種類は一生ほぼ変わらないことがわかっています。

腸内環境の多様性を高めて若返らせるために、同じ発酵食品でもさまざまな種類を選ぶようにしたり、複数の発酵食品を組み合わせて食べたり、より多くの菌を取り入れてみてください。

たとえば、納豆には「宮城野菌」「成瀬菌」「高橋菌」といった有名な日本三大納豆菌の他にも、全国津々浦々の納豆メーカーでさまざまな種類の納豆菌が使われています。

チーズならカマンベール、ゴルゴンゾーラは白カビ・青カビ菌、ゴーダチーズは細菌で熟成されていますし、他にもたくさんの種類のチーズがあることからも、膨大な種類の細菌が使われていることがわかります。

ぬか漬けや梅干しといった副菜はもちろん、味噌や醤油、酢などの調味料、日本酒やワイン、焼酎などのアルコール、紅茶やウーロン茶などの飲料も発酵食品です。

外食の場合でも、調味料や副菜などに発酵食品がよく使われている和食を選べば間違いありません。他にも組み合わせによっては、2~3種類の発酵食品をとることは手軽にできるはずです。

このように発酵食品にはたくさん種類がありますが、効果的にとりたいならちょっとしたコツがあります。

まずは、自分の腸に合っているものを選ぶこと。よさそうだと感じたら1～2週間続けて、便通や体調の変化を観察してください。変化がなければ違う商品に変えて一つひとつ食べ比べてみましょう。そうして、自分に合う定番を2～3個見つけて、毎日とることです。

また、定番の他に、2～3種類の発酵食品を日々の食事に追加していきます。納豆や味噌など発酵食品を加えたメインの食事に、日本酒やワイン、おつまみにサラミやピクルス、塩辛やメンマ、食後の紅茶などを付け加えてみてもよいですね。

多くの発酵食品を上手に毎日の食事に取り入れ、腸内環境を高めていきましょう。

ヨーグルトは、夜に食べよう

腸内には約1000種類、100兆個以上もの細菌が棲んでいることは前述しました。その腸内細菌が種類ごとに集まっている形が、お花畑のように見えることから「腸内フローラ」と呼ばれています。

発酵食品のなかでも乳酸菌が、悪玉菌の繁殖を抑えて、腸内フローラを整えてくれます。

乳酸菌が豊富な発酵食品はチーズ、納豆、キムチなどいろいろありますが、もっとも代表的なのが〝ヨーグルト〟です。ヨーグルトに使われる乳酸菌には、ビフィズス菌、ガセリ菌、ブルガリア菌など200種類以上のさまざまな種類があります。

ヨーグルトも他の発酵食品と同じように、自分に合ったものを見つけることが大切です。ヨーグルトにはさまざまな商品があり、使われている細菌も効果も異なります。いろいろ試してみるとよいでしょう。

まずは1日200グラム、2週間〜1か月、同じ種類のものを食べて便や体調をチェックします。便がバナナ状になったり、肌荒れが改善したり、よく眠れるようになったなど変化があれば、それは自分に合うヨーグルトです。

実際、食べ始めて2週間くらいで、便やおなら、口臭や体臭が気にならなくなったという例もあります。

便の臭いはアンモニアや硫化水素などの物質が原因で、これらは悪玉菌によってつくられます。臭いが改善されたということは、腸内が悪玉優勢から善玉優勢になって、腸内環境がよくなってきた証しなのです。

朝食に食べるのが一般的なヨーグルトですが、私は夜にとることをおすすめしています。22時~翌2時の間は副交感神経が高まり、腸が最もよく動く腸のゴールデンタイム。腸が活発になる時間帯に合わせてとることで腸内環境も整います。

さらに夜に食べることの利点には、成長ホルモンとタンパク質が深くかかわっています。成長ホルモンは、寝ている間にたくさん分泌されて、体の機能を調整し、筋肉を増やす役割があります。このとき、タンパク質をとることで吸収力をアップするというのです。筋肉を落とさないのでダイエットにも効果的です。

ヨーグルトをとるなら、食前より、胃酸が弱まっている食後のほうが腸まで乳酸菌が届きやすいのです。

夕食は、21時（夜9時）までに終わらせる

副交感神経を高めて腸内環境を整えるためには、食べる内容も大切ですが「食事の時間」が重要です。

とくに夕食は、必ず寝る3時間前までにとり終えてほしいのです。これは朝食を抜かないことと同じくらい大切です。

食事をとると交感神経が優位になります。「噛む・飲み込む」行為は交感神経がつかさどっているからです。その後、食べ物が「消化・吸収」されて腸が動き始めると副交感神経が優位になります。

胃が空っぽになって、腸でしっかり栄養が吸収され始めるまで、最低でも3時間か

かります。ですから寝るまでにその時間を確保する必要があります。

ヨーグルトの項目でも、22時〜翌2時の間は副交感神経が高まり、腸が最もよく動く「腸のゴールデンタイム」とお伝えしました。

腸をしっかり動かすためにも、遅くとも夜0時（24時）までに寝たいところ。逆算すると、その3時間前、21時までに夕食を終わらせるのがベストです。

よく「食べてすぐ寝ると太る」と言われますが、これは医学的にも正しいわけです。食べてから寝るまでの時間が短いと、血糖値が十分下がらないまま寝ることになります。そうすると脂肪として蓄積されてしまいます。

副交感神経の働きも抑えられているので、睡眠の質も悪くなります。翌朝、お腹がもたれて、朝食を抜いてしまうという悪循環が生まれます。

夕食は、できるだけ早めに食べ始めるのがよいでしょう。

ただし、3食の間隔があまりにも短すぎるのはよくありません。食物が小腸を通り過ぎるのに必要な5時間を空けるように調整しましょう。

理想的な一日の配分は、朝7時に朝食、昼食は正午、夕食は夕方5時（17時）以降です。

それでも、さまざまな都合で夕食が思った時間にとれないこともあるでしょう。そんなときは、「腹六分目」を心がけて、みそ汁や野菜スープ、ホットミルクなど消化のよいものがおすすめです。

先ほどの「夜ヨーグルト」なら、寝ている間に腸もしっかり働くように促して、翌朝のお通じもスッキリ整えてくれます。

自律神経と腸内環境を整える最適の一品は「みそ汁」

自律神経のバランスを整えるのに最適な一品を上げるなら、それは「みそ汁」です。これまで自律神経と腸内環境を整えるのによいものとして、朝食と発酵食品の大切さをお伝えしてきましたが、その2つにぴったり当てはまります。

みそ汁は、日本人が昔から慣れ親しんできた料理です。その味わいが、心と体を落ち着かせて深くリラックスし、自律神経のバランスを整えてくれます。

味噌の発酵食品としての効果は、ずば抜けていて、その健康効果は科学的にも数多く立証されています。

味噌の材料である「大豆」には、植物性タンパク質やビタミン、食物繊維などの栄養が豊富に含まれています。

そして、大豆を発酵させると、アミノ酸、ビタミンB群、ナイアシン、葉酸、パントテン酸、ナトリウム、カリウム、カルシウム、マグネシウム、鉄、亜鉛など、さまざまな栄養素がつくられます。

なぜ、こんなにも栄養豊富かというと、それは味噌に使われる発酵菌に秘密があります。

発酵食品をつくる微生物=発酵菌は、大きく「酵母類・細菌類（乳酸菌など）・カビ類（麴菌）」の3つに分類されます。それぞれ1つか2つの菌を組み合わせて発酵食品はつくられていますが、味噌はこの3つすべてが入っているのです。

そんな栄養満点の味噌と、食物繊維が豊富な野菜や海藻でつくるみそ汁は、最適な一品として挙げるのに相応しい健康食です。

ここで、簡単につくれて、みそ汁の健康効果をさらに高めるレシピをご紹介します。
それは、私が開発した「長生きみそ汁」です。

まずは、次の4つの食材を組み合わせて「みそ玉」をつくります。

★「みそ玉」の材料（10個）
「白味噌」80g……GABA（ガンマアミノ酪酸）をたっぷり含みストレス解消
「赤味噌」80g……抗酸化作用のあるメラノイジンが豊富
「すりおろした玉ネギ」1個……豊富なケルセチンで解毒効果
「りんご酢」大さじ1……カリウム豊富で余分な塩分を排出
これらを組み合わせることで自律神経を効率よく高めてくれるわけです。

★「みそ玉」のつくり方（10個）
●すべての材料を、ボウルなどに入れ、泡だて器などで混ぜ合わせる

●それを10等分に分けて、製氷機（アイストレー）に入れる
●それを冷凍庫で2〜3時間凍らせる

「みそ玉」1個で、みそ汁1杯分の分量です。フォークなどで取り出して、その都度ご使用ください。

「みそ玉」をつくり置きしておけば、あとはカンタンです。

★「長生きみそ汁」のつくり方

適量の分量で具材を出汁《だし》で煮込んで（顆粒の出汁を使うと便利です）、火を止めてから適量の「みそ玉」を溶かせばでき上がり。

具材は、刻みねぎ、乾燥わかめ、乾燥麩などがいいでしょう。

食欲がないときは、納豆とめかぶを入れた「ネバトロみそ汁」がおすすめです。めかぶのネバネバは便秘解消効果があります。

納豆に含まれる「ナットウキナーゼ」も血流を改善して腸の働きをよくしてくれる優れた発酵食品ですが、熱に弱いので、みそ玉と同様、仕上げに入れるのがポイントです。

ほんの少しの手間でできますので、ぜひ「長生きみそ汁」をつくってみてください。自律神経のバランスを整える最高の一杯を、毎朝、毎食でも取り入れて、腸活にも役立てましょう。

「アフタヌーン・ティー」や「3時のおやつ」は先人の知恵

イギリスには、午後3時～5時の間に紅茶とともに軽食を楽しむ「アフタヌーン・ティー」と呼ばれる習慣があります。貴族たちの間で、19世紀の中ごろから始まったと言われています。

日本にも、「3時のおやつ」の習慣があります。これは諸説ありますが、江戸時代の寛永期ごろまでの習慣が起源という説がもっとも有力と言われています。当時の食習慣は、朝夕2食のみで、その中間の午後3時ごろに小腹がすくため、間食をとるようになったようです。

江戸後期には、暮らしにも余裕が生まれて1日3食になりましたが、午後3時に間食をとる習慣が残りました。この時代の時間は、3時を「八つ刻」（やつどき）と呼んでいたため、これが転じて間食が「御八つ（おやつ）」と呼ばれるようになったのです。

「アフタヌーン・ティー」も「3時のおやつ」も、自律神経を整える知恵だと言えます。休息をとらずに仕事やさまざまな作業をし続けるよりも、適度な休息を挟んだほうが、自律神経が乱れないので作業効率も上がるのです。

お茶に含まれるアミノ酸「テアニン」は、独特の旨味があります。同じような旨味成分「グルタミン酸」によく似た構造をしています。

この旨味成分「テアニン」は、おいしいだけでなく、血流で脳に運ばれて、さまざまな不快感を解消してくれます。

ストレスや不安感、イライラといった精神的な症状だけでなく、むくみや疲れ、更年期障害によるほてりなど身体的な不調にも効果があります。

さらには、脳の神経細胞を守ったり、認知機能の低下を防ぐ働きもあります。脳がリラックスすれば、免疫力にもよい影響を与えます。

テアニンは日光に当たらないほど含有量が多くなります。そのため、新茶や緑茶に豊富で、なかでも抹茶は番茶の12倍ものテアニンが含まれています。

慌ただしいときこそ、一杯のお茶。「アフタヌーン・ティー」の習慣を取り入れて、自律神経を整えるのに役立ててみてください。

トイレタイムをつくって、排便リズムをつくる

生物は腸が先にできて、そこから脳が分化しました。ですから、少なくとも脳の持っている能力を腸は持っています。すべての原点は「腸」なのです。便がたまってくると、腸から脳に「トイレに行け」という指令を出します。いわゆる「直腸肛門反射」は腸から脳への伝達だと思います。

夜の間に副交感神経が高まり、腸が活発に消化活動を行って、朝には排便の準備が整います。腸が押し出す力が便意を促し、排便へと導くのです。

しかし、50代から副交感神経の働きが急激に低下すると、腸の働きも弱まります。高齢者に多い便秘は、副交感神経の働きの低下が原因のひとつなのです。

快便のために重要なのは、朝食後に「トイレタイムをつくって、排便リズムをつくる」ことです。

便意がなくても、トイレに行って、便座に座ることがポイントです。毎朝、トイレタイムをつくることで、自然と排便が促されるようになります。

そのためにも、朝寝坊して、慌ただしく朝を過ごすのはNGです。30分の余裕をもって準備をして、このリズムを体に覚えこませましょう。

便座に座ったら、焦らず、リラックス。副交感神経を高めて、便意を待ちましょう。便意がないのに無理に出そうとするのは禁物です。交感神経の働きが高まって、ますます出にくくなるからです。「出ないなあ」と思ったら、諦めるのも大事です。

黙って便意を待つだけでなく、お通じを促す腸のマッサージもおすすめです。

大腸は下腹部にだいたい四角形の形で位置しています。その四隅（左右の肋骨の下、左右の腰骨のあたり）が、便が滞りやすいところです。

★大腸マッサージ

①右手で右の肋骨の下、左手で左の腰骨のあたりをギュッとつかみ、ゆっくりもみほぐす

②両手の上下を入れ替えて、同様にもみほぐす

★「の」の字マッサージ

①おへそを中心に、「の」の字を描くように、時計回りに手でお腹をマッサージ

②大腸の四隅を意識し、ぜん動運動を助けるようイメージで繰り返す

排便リズムをつくることと合わせて、腸内環境を整えるものを食べることも忘れずに。前述した食物繊維や発酵食品、ヨーグルトや長生きみそ汁をメニューに取り入れて腸内環境をよくすることです。

高齢になると、腸のぜん運動を促す酢酸をつくる「ビフィズス菌」が急激に減ります。副交感神経の低下と合わせて、腸内環境はさらに悪化。そんな本来外に出さなければいけない汚物が滞った腸内をたとえるなら、ドブ川でしょうか。

腸は高度な内臓器官で、独自の神経を持ちつつ、自律神経の支配も受けるという二重の神経支配を受けています。手術で腸を切り取って外に出しても、腸は動いています。そんな臓器は、他にはありません。

よい腸内環境、よい排便のためにも、腸を大切にするのは「超大切」ですよ。

第5章

健康寿命を延ばす、60歳からの新習慣

60歳からの新習慣①
朝、寝たままストレッチ

厚労省の令和3年簡易生命表によると、平均寿命は男性が81・47歳、女性が87・57歳。過去最高を更新した令和2年と比較して男性は0・09年、女性は0・14年下回りました。長寿国として知られる日本ですが、平均寿命が前年を下回るのは、東日本大震災の影響を受けた2011年以来だそうです。

コロナ禍の影響がはっきりと表れているこの結果。原因のひとつはウイルス感染での死亡もあります。しかし、外出自粛の影響が孤独や社会的孤立といった人とのかかわりが少なくなったり、活動量が減ることで運動不足など「健康二次被害」が深刻な原因ではないでしょうか。

人とのかかわりや活動量が減ると、肥満や生活習慣病の悪化、免疫力の低下、ストレスで心の病にも影響してしまいます。

とくに65歳以上の高齢者は、コロナ禍で外出回数が減った人や筋肉量が減った人が例年の約3倍にも及んでいるという研究結果もあります。このような状態を「フレイル（虚弱）」と呼び、体力や気力がどんどん低下していくと、転倒や骨折、認知機能の低下を招き、あっという間に「要介護」そして「寝たきり」へと一直線です。

要介護を遠ざけるためにも、「朝寝たままストレッチ」をおすすめします。

朝起きてすぐは、体はまだ半分眠った状態です。急に起きたりすると、交感神経を叩き起こすようなもの。「朝寝たままストレッチ」は、自律神経の面でも理にかなっています。

寝たままだからズボラな方や運動が苦手な方でも続けやすいのがよいところ。腸を刺激しぜん動運動を促すためにも、3～5分くらいから始めましょう。

簡単ツイスト　仰向けに寝たまま、ひざを立てます。お腹の力を抜いてリラックスし、息を吐きながら両ひざをゆっくり左右に倒します。

体側伸ばし　仰向けに寝たまま、両腕を上げてバンザイの姿勢になり、左の手首を右手で持って引っ張り、息を吐きながら手脚を右に傾け三日月のような形になります。左の脇腹を伸ばしながら3〜5回呼吸します。反対側も同様に行います。

腸刺激ストレッチ　仰向けに寝たまま、腰の下にクッションを敷いてひざを立て、胸の上で手をクロスします。息を吐きながらおへそを覗《のぞ》くように上体を起こし、吸いながら下ろします。肩甲骨の上のほうが少し浮く程度で大丈夫です。腹筋強化の運動なので、できる範囲で繰り返します。

ストレッチのあとは、カーテンを開けて、朝日を浴びましょう。ゆっくり深呼吸すれば、脳のなかで「幸せホルモン」が分泌されます。こちらも第3章で前述した、幸せを感じる力が高まるセロトニンですね。

セロトニンが出ると、一日の初めにやる気が出てストレスへの耐性も高まります。自律神経のバランスを整えるためにも効果的です。

朝にしっかり分泌されたセロトニンは、夜の「睡眠ホルモン」と呼ばれるメラトニンの材料にもなります。朝の目覚めすっきり、夜の快眠と「朝寝たままストレッチ」は一石二鳥のよい習慣なのです。

60歳からの新習慣②
朝起きたら、コップ1杯の水を飲む

腸の働きを活発にして腸内環境を整えるために、ぜひ行ってほしいのが、「朝起きたら、コップ1杯の水を飲む」ことです。私も毎朝続けています。

まず、朝一番の水は、寝ている間に汗として失った水分を補給するうえで大切です。それ以上に大切なのが「胃結腸反射」を誘導することです。これは腸のぜん動運動を促す反応です。

腸は夜寝ている間に消化・吸収を終えて、朝には動いていません。起きてすぐコップ1杯の水を飲むことで、腸を目覚めさせます。

小腸・大腸を合わせると7メートル以上もある腸の動きがよくないと、食べ物がなかなか進んでいかず、腸内の流れが止まってしまい便秘のもと。朝コップ1杯の水を飲んでぜん動運動を促しておけば、朝食前に腸の準備も整ってスムーズな排便にもつながります。

手順は、まず口の中をゆすぎます。睡眠中に唾液が減り、口の中で繁殖した細菌を洗い流します。

その後、コップ1杯の水を一気に飲むのがポイントです。勢いよく飲んだほうが腸への刺激が起こりやすくなります。飲む水の温度は、体を冷やさないためには、常温か白湯《さゆ》がおすすめです。

朝は、副交感神経が低下しやすい時間帯ということもすでにお伝えしました。そこで副交感神経の支配下にある腸を動かすことで、副交感神経を高めることができるのです。

実験結果などでも、水をこまめに飲んでいる人ほど、副交感神経の働きを高く保っています。水は、自律神経のバランスを整えるうえでも重要というわけです。

高齢になるほど便秘にお悩みの方も増えてきますが、それは副交感神経の低下が原因です。

便秘で苦しんでいるのは、女性ばかりではありません。実際に、私の便秘外来でも20～30代の女性と、50代以降の中高年の男性の患者さんが中心です。男性は女性より10年早く副交感神経が低下しはじめるので、皆さんが思っているより便秘でお悩みの高齢男性は多いのです。

便秘外来で、最初に行っていただくのがこの「朝起きたらコップ1杯の水を飲む」ことです。治療を進めていくうちに、便秘の改善だけでなく、冷えや頭痛がよくなったり、活力がわいてくるようになったりと、さまざまな健康効果をご報告いただいています。

その効果の理由は、食事から吸収した栄養をたっぷり含んだ血液を、全身に送り出すのは腸だからです。この腸の血流の良し悪しを決めるのが、腸のぜん動運動です。便秘が改善すると、きれいな血液が全身をめぐるようになって、他にも健康によい効果がたくさん現れるのです。

私も含め、実践した方の多くは1週間ほどで腸の動きがよくなったのを実感しています。朝食前だけでなく、どの食前に水を飲んでも胃結腸反射が起きます。ですから、昼食、夕食前にもコップ1杯の水は有効です。

ぜひとも朝コップ1杯の水を習慣にして、腸内環境と自律神経のバランスを整えていきましょう。

60歳からの新習慣③
毎日、体重計に乗る

「自分の自律神経や腸内環境がどのような状態か」をチェックするにはどうしたらよいでしょうか？　それは「毎日、体重計に乗る」ことです。

体重は正直なもので、自律神経を乱す食べ方をしていると、はっきりと数字に表れます。自律神経のバランスが乱れると、腸内環境も悪化し、免疫力も低下してしまいます。

体重のチェックは簡単で、毎日体重計に乗るだけです。朝だけでもいいですが、できれば朝と夜の2回、量るのが理想的です。そうすることで腸内環境の状態がチェックできるからです。

寝ている間もエネルギーは消費されます。腸内環境が整っていれば、前日の夜に比べて翌朝の体重は1キロほど減っているはずです。

体重が変わらなかったり、増えていると、自律神経が乱れ、腸内環境が悪くなっているということです。

体重変動の目安は、自分のベスト体重からプラスマイナス2キロ。1週間で2キロ以上増えていたら、食べすぎや運動不足、ストレスなどで自律神経のバランスが乱れているという体からのシグナルです。体重増加の原因が思い当たれば、食事の見直しなど修正がしやすいでしょう。

反対に、いつもと同じ生活をしていても、1週間に2キロ以上体重が減っていたら、心身のどこかで不調が起こっているサインです。急激な体重減少は免疫力が低下し、感染症などにかかりやすくなります。早めに病院を受診してください。

実際に、私も常に体重管理をしているので、高校時代から変わらない体重をキープしています。

体重管理と合わせて、尿と便も健康状態を見るうえで重要な指標となります。尿でチェックするのは色、勢い、臭い、泡立ち、キレ、排尿時の痛みの有無、血尿など。とくに色は重要で、いつもより濃い色になっていたら、寝ている間に体内の水分が失われている可能性があります。

そんなときは、朝起きてすぐ飲む水を多めにするとよいでしょう。他にも糖尿病や腎臓、膀胱、前立腺のトラブルなども尿でわかります。

理想的な便は、黄褐色でスルッと出るバナナ便です。色や形、硬さなどをよくチェックしましょう。水に浮くかどうかも重要なポイントです。食物繊維がしっかりとれていれば水に浮き、そうでなければ沈みます。

臭いがきつかったり、茶色や黒褐色だったり、硬くて大きな塊だったり、コロコロしていたら、腸内環境が乱れているかもしれません。

どす黒い色が続いたり、下痢や便秘が繰り返し続くようでしたら、体調に何かしら問題があることが考えられます。

ここに挙げたのは、あくまでも目安です。勝手な自己判断をしないで、何か気になることがあれば医療機関へご相談ください。

大切なのは、日々のわずかな違いに早めに気づくことです。毎朝、体重を管理して肥満を防ぎ、さらに尿や便をチェックする習慣をつけることで、病気の早期発見にもつながります。

60歳からの新習慣④

30分早起きして頭を使う

「早起きは三文の徳」ということわざがあります。早起きをするとちょっとだけよいことがあるという意味ですが、じつは、早起きは、自律神経の働きにも大きくかかわっているのです。

朝は、自律神経が副交感神経から交感神経へと切り替わる時間です。起床後、朝日を浴びて、少しずつ交感神経から副交感神経が優位になっていくわけですが、慌ただしく朝を過ごしていると交感神経が一気に高まり、自律神経がうまく切り替わらなくなります。その日一日、自律神経のバランスが不安定になり、自律神経と密接にかかわっている腸内環境にも悪影響を与えてしまいます。

自律神経は、暑さ寒さといった外的環境や、食事や運動などの行動によって変化します。それ以上に自律神経に大きな影響を与えるのが精神状態です。

人は、時間を気にしたり焦ったりするだけで交感神経が刺激されて呼吸が浅くなります。呼吸が浅くなると、血流が悪くなって脳の活性も低下し、思考力や判断力なども低下します。

つまり、余裕を持った行動が、時間の余裕だけでなく、心の余裕も生まれ、副交感神経を高めてくれます。そのためにおすすめしたいのが、「30分早起きをする」習慣です。

夜更かしをして朝だるくて起きられなかったり、出かける予定があるのにギリギリに起きて朝食もとらずに慌てて支度をしたり……。焦っていると、転んでケガをしたり、事故を起こしたり、トラブルのもとでもあります。

たった30分時間に余裕を持つだけで、ケガなどのトラブルを回避し、さらに自律神経のバランスも安定させるわけです。

時間に余裕ができれば、本を読んだり、音楽を聴いたり、自分の好きなことをする時間ができます。私も早起きをして、丁寧にコーヒーを淹《い》れたり、その日の予定を確認したり、ゆったり過ごしています。

このように早起きして何をするかも重要です。

朝、早起きして運動をするのがよいことだと思っている人も多いでしょう。しかし、生理学的な理由から、私は「朝の運動」をおすすめしません。理由はいくつかありますが、ひとつはケガをしやすいことです。

前述したように、朝は交感神経がとても高い時間帯です。血管が収縮し、筋肉が硬くなっています。筋肉が硬く、体が動きにくい状態で運動すると、ひざや腰などの関節にも負担がかかり、ケガを起こしやすくなります。

とくに高齢の方にとって、朝一のジョギングなどの運動は、転倒や心臓への負担といったリスクが高まります。心筋梗塞が起きやすいのも朝です。そもそも朝は、体調が不安定な時間帯なのです。

もうひとつのおすすめしない理由は、疲れてしまうことです。起きたばかりの、まだ目覚めていない状態では、ジョギングはもちろんのこと、散歩やウォーキング程度の運動でも体は疲労してしまいます。自律神経が乱れたままで運動しても、思ったような運動効果は得られません。

スポーツ医学が進み、朝の運動がケガにつながりやすいこともわかっています。大学の運動部でも、早朝の運動は避け、午前10時頃から練習を始めるところが増えています。

私も朝の運動を行っていたことがありますが、早起きした達成感でモチベーションが上がったような気がするものの、仕事を始めるときにはすでに疲れていて、仕事の精度も下がっていることに気づいたのです。

朝の時間帯は、一日のなかで脳が最も効率よく働くゴールデンタイムです。その時間に無理に体を動かすよりも、おすすめなのが頭を使うことです。

「朝の1時間は夜の3時間に匹敵する」とも言われています。頭が冴えて、集中力が上がる朝は、記憶力も上がりやすくなります。

脳は何歳からでも鍛えることができます。勉強は脳の老化防止にもつながりますので、やってみたかったこと、自分が楽しいと思えることを見つけてチャレンジしてみましょう。

60歳からの新習慣⑤
エレベーターやエスカレーターを使わない

年をとっても元気にいきいきと生活するためには、よく動くことも大切です。

そもそも現代人は座っている時間が長すぎます。座っていると老化が進み、免疫力も落ち、病気になるリスクも高まります。座りっぱなしの生活は、肥満はもちろん、糖尿病やがん、心血管系疾患を引き起こす原因になることがわかっていて、WHOも警鐘を鳴らしています。

座ってばかりいないで体を動かしたほうがいいのですが、スポーツクラブに行ったり、運動量の多いスポーツをする必要はありません。おすすめは、「階段の上り下り」です。

私も大学や駅の階段を上ったり下りたり、あとは歩いたりしているだけで、他の運動は何もしていません。それでも、心身の健康と高校時代からの体重を保っています。

この習慣は、それほど難しいことではありません。階段を上り下りするシチュエーションは意外と簡単なところで見つかります。

皆さんは、公共の場にあるエレベーターやエスカレーターを使っていますか?

普段の外出のときに、エレベーターやエスカレーターを使わずに階段を使うようにするだけで十分に運動量を増やすことができます。

実際に、階段の上り下りで消費するカロリーは通常のウォーキングの3倍、ジョギングよりもテニスよりも消費カロリーは多いのです。どのくらい行えばいいかというと、心臓や脳卒中などのリスクを軽減させるためには、たった7分でもいいという研究結果も出ています。

階段の上り下りで消費するカロリーは、1分あたり約7キロカロリーといわれています。「それだけ?」と思われるかもしれませんが、1か月、1年と積み重ねることが大事なのです。

習慣にしてしまえば、やらなかった自分と比べて、5年後、10年後の筋力や体力に大きな差がついてくるでしょう。

まずは、階段の上り下りを1か月続けてみてください。

慣れてきたら、その1か月目は、神社の階段を上ってお参りに行きましょう。私も毎月、神社にお参りに行っていますが、そこで「1か月、輝いて生きることができました」「また1か月がんばります」という報告に行くのです。

何か目的があれば、やりがいもわいてきます。普段は身近な階段を、月に1回は神社の階段をというようにメリハリをつけることも継続につながります。

さらにプラスαするとしたら、電車やバスなどの中で座らないようにするのもおすすめです。

立っているだけで筋肉を使うので、座らない習慣は足腰の衰えを防ぐためにも有効です。

全身の筋肉の3分の2が下半身についています。ですから、足腰を動かすのはとても大事なことなのです。

筋肉は、脳にある脳幹からの刺激が神経を通じて伝わって、動くようにできています。脳幹もまた、自律神経のバランス調整に大きくかかわっています。階段を上り下りしたり、座ってばかりいないで椅子から立つ時間をつくったり、足腰を使って脳幹を刺激することで、高齢になっても正しく働かせることができるのです。

5年先、10年先……年をとった自分の足で歩けるかどうかは、あなた次第です。

60歳からの新習慣⑥
「3行日記」をつける

現在、65歳以上の世帯の4分の1が単身世帯と推測されています。独身を通す人、離婚してひとりになった人、そして長年の連れ添った配偶者に先立たれた「没《ぼっ》イチ」の人。核家族化が進むいまの日本は、65歳を過ぎた高齢者が孤独を感じやすい状況なのです。

孤立が生むストレスはとても強く、自律神経を乱し、心身に悪影響を及ぼします。それは、心筋梗塞や脳卒中で死ぬリスクを高め、さらには1日15本の喫煙と同じリスクがあるという研究者もいます。

孤独からくる寂しさやストレスを解消するにはどうすればよいでしょうか？

生きていくには、モチベーションが必要です。目標を持ってこれからの人生を自分でコントロールしていくという思考が、孤立を防ぐためには欠かせません。

そこでおすすめしたいのが、日記をつけることです。とはいえ、日記をつける習慣のない人にとっては難しいことだと思います。

日記は面倒と思っている方にこそ取り組んでいただきたいのが、自律神経の活性化に役立つ「3行日記」です。

その名の通り、書くのは3行だけ。内容は、

〈1行目〉今日一番、失敗したこと

〈2行目〉今日一番、感動・感謝したこと

〈3行目〉ストレスの解決方法、または明日の目標

の3点です。

3行日記は、私がかつて留学していたロンドンで、一緒に働いていた同僚医師からすすめられた習慣です。それを私なりにアレンジしたものです。

1行目に、失敗したことを書くのは、失敗をうやむやにせず、真正面から受け止め、同じ失敗を繰り返さないためです。何にストレスを感じたか自覚して、ネガティブな感情を流してあげることを意識しましょう。

2行目の感動・感謝したことは、どんな小さなことでも構いません。その日、うれしかったこと、いちばん心を動かされたことを書きましょう。今日一日、悪いことばかりでなかったという気づきが新たな好奇心を掻き立てます。

年とともに副交感神経は低下しやすくなりますので、「うれしい」「楽しい」「幸せ」「大好き」といった感情を増やして、副交感神経を高めてあげましょう。

3行目に、問題の解決方法や明日の目標を書くことで、事前にやるべきことが頭にインプットされます。物事を明確にすることで、明日への不安がなくなり、心も落ち着きます。

大切なのは、手で書くことです。手書きで文章を書くことは、自律神経のバランスを整え、心を落ち着かせる効果があります。

私はこの「3行日記」を枕元に置いて、毎日寝る前に書いています。書く場所とタイミングを決めておくと、朝の歯磨きや洗顔のように生活習慣のひとつにすることができます。

一日の終わりに丁寧に手書きで日記をつけることで、気持ちよく眠りにつけるでしょう。

「3行日記」は、とてもシンプルながら、自律神経のバランスを整えるのに最も素晴らしい習慣なのです。

60歳からの新習慣⑦

猫背をやめる

自律神経の乱れや胃腸の働きが弱るなど、腸内環境が悪化すると現れる症状の中でも便秘は最も多い症状です。私も、便秘外来で大勢の患者さんを診ていますが、便秘の人たちに共通しているのが「猫背」です。

猫背は、背中が丸まった姿勢によって、前側の内臓が圧迫され、胃腸の働きが悪くなります。

さらに猫背の姿勢は、重たい頭が前に倒れて、それを支えるために常に首の筋肉が緊張し、負担がかかっている状態です。

そもそも頭を支える首の骨、頸椎の上のほうは、頭蓋骨の底部にはまりこんでいて、ちょうどそのあたりに、自律神経をコントロールする「脳幹」があります。脳と体をつなぐ重要な神経や血管がたくさん通っているこの部分を、頸椎の上部が守っているのです。

猫背の姿勢を続けていると、この首の上部の血管や神経を圧迫して、血液や神経の流れが悪くなります。脳幹へつながる部分が圧迫されることで、自律神経のコントロールがきかなくなり、バランスを崩してしまうわけです。

首や肩のこり、頭痛から始まり、手足のしびれや痛みなど、さまざまな症状を引き起こす原因につながります。

どうすればよいかというと、「猫背をやめる」ただそれだけです。

そうはいっても、長年「猫背」の姿勢で過ごしてきたわけですから、なかなか体が覚えてしまった姿勢を変えるのは難しいことでしょう。猫背の原因になる生活習慣を一つひとつ見直していく必要があります。

なかでも取り入れやすいのは、座っているときに**30分経ったら、一度立つ**を習慣にすることです。

現代人、とくに日本人は座っている時間が長すぎることは、前述しました。仕事をしているときでも、家でテレビを見たり、読書をしているときでも、30分経ったら一度立ち上がること。これが、猫背修正スイッチになります。

立ち上がって背伸びをして、大きく腕をまわして、お腹や胸を広げるだけ。今すぐ誰にでもできる、とてもシンプルなリセット法です。

60歳からの新習慣⑧
ゆっくり話す

これまで本書のなかで、「ゆっくり行動する」「ゆっくり呼吸する」「ゆっくり食べる」など、さまざまな「ゆっくり」のメリットについてお伝えしてきました。

さらにもうひとつ、「ゆっくり話す」ことも自律神経のバランスを整えるうえで大切なポイントです。

ゆっくり話すことは、きちんと呼吸をしながら会話できているということです。酸素がたっぷり血液に取り込まれて、良質な血液が心臓から脳・肺・肝臓・腸・腎臓など全身の臓器をめぐり、体の隅々まで行きわたります。脳にしっかりと血液が届くことで、脳が活性化され、頭が冴えわたります。

反対に、早口になると呼吸も速く浅くなり、交感神経の働きだけが高まります。瞬間的にやる気はわいてきますが、その状態が長く続くと血管が収縮して血流が悪くなります。

早口は、失言や乱暴な言い方になりやすく、口にしている自分だけでなく、聞いている相手の自律神経も乱してしまいます。

自律神経を乱さず、コミュニケーションを円滑にするために、ゆっくり話すことと合わせて、「自分から会話の口火を切らない」ことも有効な方法です。

じつは、昔の私はとても早口でおしゃべりな人間でした。口を滑らせて余計なことを言っては、あとで自己嫌悪に陥っていたものです。

その繰り返しから思いついたのが、「自分から会話の口火を切らない」ことです。ただ何も話さずに黙り込むのではなく、話しかけられれば応えます。でも、自分から積極的に話そうとしない、そうルールを決めたのです。

これは、効果てき面で、失言が驚くほど減りました。不用意なことを言っては落ち込むことも減って、自律神経のバランスもすこぶるよくなりました。失言にお悩みの方は、「余計なことを話さない」でもいいでしょう。「ゆっくり静かに話す」「自分からは話さない」などマイルールを決めて意識するだけで、言葉を選ぶ余裕が生まれます。自律神経のバランスを整えるうえでもおすすめの習慣です。

60歳からの新習慣⑨
怒らない

近年、「キレる老人」が社会問題になっています。家族や飲食店の店員に、電車や道ですれ違う見知らぬ人に、怒りを我慢できずに怒ってしまう人が増えています。

それは、老化によって脳が萎縮し、「怒り」という感情を抑えるブレーキをかける前頭葉が衰えるからと考えられています。

前頭葉は、早ければ40代の前半くらいから衰え始めると言われています。

第1章で、副交感神経が50代になる前から、ガクッと急激に低下する時期があることを前述しました。男性は30代、女性は40代から副交感神経の働きが10年で約15パーセントずつ低下していくことが、調査研究によってわかっています。

この自律神経のバランスの乱れが、イライラや怒りの感情をつかさどる交感神経を過剰に働かせてしまうのです。

自律神経は、脳の視床下部というところでコントロールされています。そこと密接なかかわりがあるのが前頭葉です。

先に挙げた前頭葉の衰える時期と、副交感神経の低下する時期がピッタリと一致していることからも言えることですが、前頭葉の衰えは自律神経の乱れと深くかかわっているのです。

怒りの感情ほど、自律神経のバランスを乱すものはありません。怒れば怒るほど血液はドロドロ、交感神経が過剰に高まります。

怒りなどで急激に自律神経が乱れると、そのあと3時間は乱れたままになることもわかっています。ほんの少し怒りを感じただけでも、一度乱れた自律神経はなかなか元には戻りません。

そこで、おすすめしたいのが「怒らない」ための習慣です。

まず、怒りを感じたら、「ゆっくり深い呼吸」をしてください。すでに第3章で紹介ずみの、副交感神経を高めて自律神経のバランスを整える呼吸法です。ちょっとイライラしたときは、95ページの「鼻から吸って口から吐く、『1対2』の呼吸」を参考に行ってみてください。

前頭葉は酸素量が減ると正常に働かないので、そのためにも深呼吸は必要不可欠というわけです。ゆっくり呼吸するだけで、すぐに穏やかな気持ちを取り戻すことができるでしょう。

もうひとつは、ゆっくり水を1杯飲むこと。前述したように、水を飲んで副交感神経の支配下にある腸を動かすことで、副交感神経を高めてあげるのです。そうすると怒りで過剰になっている交感神経を抑えることができます。

171ページで紹介した「階段の上り下り」も有効です。イライラしたときの階段を上り下りは、ゆっくりとリズムよく行うのがポイント。激しく動くと交感神経が刺激されてしまいますので、必ず「ゆっくり」です。リズミカルな動作の繰り返しは、副交感神経が高まり自律神経のバランスが回復します。

また、「笑う門には福来る」と言いますが、笑うことでも副交感神経は上がります。反対に、怒りの表情は、顔の筋肉の緊張を高めて、交感神経を過剰に働かせてしまいます。

実際、いろいろな表情をしたときの自律神経を測定したことがありますが、その結果、心の底から笑ったときはもちろん、作り笑いでも副交感神経は優位になりました。これは、口角を上げることで顔の筋肉の緊張がほぐれ、リラックス効果が得られるからだと思います。

前頭葉の働きを回復させるためにも、笑うことが効果的という実験結果も出ています。さらに、笑うことで脳は活性化して、認知症予防にもつながります。

60歳からの新習慣⑩

「みんなの幸せ」を考えると、人生うまくいく

「3行日記」で、目標を持って過ごすことができてきたら、さらに目標を進化させてみましょう。

たとえば、最初は達成しやすい小さな目標を、大きな目標にレベルアップしていく。どんな目標でも構いませんが、自分の幸せや利益のためだけでなく、すべての人の幸せや利益のために自分の人生があると考えられることです。

自分の幸せだけ追い求めていては、必ず行き詰ります。幸せの幅が、自分のまわりだけにしか広がらないからです。

ところが、みんなの幸せを目標にすると、幸せを感じる範囲が大きく広がっていき

ます。「うれしい」「楽しい」「幸せ」「大好き」と感じることがどんどん増えていくでしょう。これらのプラスの感情は、副交感神経を高めて自律神経のバランスを整えて、結果的に自分にもよい効果をもたらします。

こういった人こそ、人生の成功者なのだろうと思います。これは、私自身も体験しているから言えるのです。

十数年前、初めて著書を出版できたとき、日本で自律神経の重要性について訴える人はまだひとりもいませんでした。2冊目、3冊目……といくつもの著書を出すうちに、他にも自律神経の本を出す人が増えて、多くの人に知られるようになってきたのです。

私ひとりでは、これほど世間に自律神経について広まることはなかったでしょう。いろいろな人がそれぞれの立場から、自律神経の重要性について伝えてくれたおかげだと思っています。

すべての人の健康と幸せに結びつくことが、私の「うれしい」や「幸せ」なのです。

当時は、自律神経という言葉自体もほとんどの人が知らなかったのに、今では多くの人に知られています。それは、自律神経の研究に脇目も振らず励んできてよかったなと思った瞬間でした。

みんなの幸せを考えて目標を持つこと。

それで、まわりが幸せになれば、自分も幸せになる。自分の人生だけでなく、世の中を変えていく力にもつながるでしょう。

小林弘幸（こばやし・ひろゆき）
順天堂大学医学部教授。1960年埼玉県生まれ。順天堂大学大学院医学研究科修了後、ロンドン大学付属英国王立小児病院外科、トリニティ大学付属医学研究センター、アイルランド国立小児病院外科での勤務を経て、順天堂大学小児外科講師・助教授を歴任。自律神経研究の第一人者としてプロスポーツ選手、アスリート、文化人へのコンディショニング、パフォーマンス向上指導に携わる。著書、『医者が考案した「長生きみそ汁」』（アスコム）、『整える習慣』（日経BP）、『腸の名医に教わる「やせるみそ汁」』（田中ひろみ共著／小社）など多数。

マガジンハウス新書 016

自律神経を守る
60歳からの正解

2023年5月25日　第1刷発行

著　者　小林弘幸
発行者　鉄尾周一
発行所　株式会社マガジンハウス
〒104-8003　東京都中央区銀座3-13-10
書籍編集部　☎03-3545-7030
受注センター　☎049-275-1811

印刷・製本所／中央精版印刷株式会社
ブックデザイン／TYPEFACE（CD 渡邊民人、D 谷関笑子）
編集協力／大熊美智代

ISBN978-4-8387-7517-0 C0247